Pierre Pallardy

ADIÓS AL DOLOR DE ESPALDA

Cómo remediarlo
sin médicos ni medicinas

Ilustraciones de Jacques Taillefer

Traducción del francés de Miguel Portillo

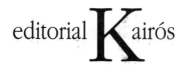

editorial Kairós

Numancia, 117-121
08029 Barcelona
www.editorialkairos.com

Título original: PLUS JAMAIS MAL AU DOS

© Fixot, 1994; Editions Robert Laffont, S.A. París, 1998, 2001

© de la edición en castellano:
2003 by Editorial Kairós, S.A.

Primera edición: Mayo 2003

I.S.B.N.: 84-7245-543-2
Depósito legal: B-16.085/2003

Fotocomposición: Pacmer, S.L. Alcolea, 106-108, bajos. 08014 Barcelona
Impresión y encuadernación: Índice. Fluvià, 81-87. 08019 Barcelona

A todas aquellas personas que sufren de la espalda, a las que espero que este libro les muestre el camino de la curación.

SUMARIO

ADIÓS AL DOLOR DE ESPALDA

PREFACIO

El lector no se ha equivocado. El libro que tiene entre manos pone el acento en la verdad.

Aunque el título pueda parecer ambicioso, lo cierto es que no está lejos de cumplir lo que promete.

Todas las personas que hayan comprendido y asimilado su lectura sabrán, desde luego, cómo evitar a los engañabobos, como sortear las trampas en las que tal vez ya habrán caído en alguna ocasión, y cómo rechazar las modas tanto fantasiosas como ilusorias que se alimentan de la ingenuidad humana.

El libro de Pierre Pallardy no es sólo un libro de salud más... de ésos sobre los que uno se lanza con avidez, que poco después provocan escepticismo, para acabar siendo abandonados por decepcionantes.

El autor ha sabido hallar las palabras adecuadas para transmitir todo aquello que constituye su saber y su enorme experiencia acerca de "espaldas doloridas".

Tiene el don de la dulzura, de la suavidad y de un respeto por la naturaleza, a la vez misterioso y delicado.

A pesar de todo, se impone una advertencia: es evidente que la mayoría de entre ustedes no podrán confiar su espalda dolorida a las expertas manos de Pierre Pallardy, y, por otra parte, no todas las manos tienen el mismo talento ni poseen la misma magia.

13

Sea como fuere, este libro les guiará por el buen camino.
De ustedes depende seguir por él.
El autor merece todo nuestro agradecimiento.

DOCTOR PHILIPPE STORA
Reumatólogo

Ex director de clínica de la Facultad
de Medicina de París,
experto en Reumatología y Traumatología
de la Audiencia Territorial de París.

PRÓLOGO

La columna vertebral que sostiene el cuerpo humano es sólida, móvil e incluso flexible, adaptable y capaz de soportar, en tensión y extensión, movimientos de todo tipo. Pero también es igualmente frágil, pues está compuesta de una yuxtaposición muy precisa de vértebras conectadas entre sí mediante discos intervertebrales de gran complejidad, y relacionada con los sistemas circulatorio, muscular y nervioso, con el tejido conjuntivo e incluso con los órganos que la rodean y con los cuales mantiene relación de una u otra manera.

Los dolores dorsales tienen su origen más común en lo que, para simplificar, podríamos denominar un estrés, mental o físico, y a veces de los dos tipos a la vez. Atacado en el centro de su existencia, el organismo se repliega, retuerce, retrae y sufre. Después, al hundirse en dicho sufrimiento como si le oprimiera una argolla, pierde sus referencias y lugar. Tener dolor de espalda es sentirse mal –literalmente– en la propia piel, en el propio cuerpo, en el mundo.

El dolor de espalda, tanto si las molestias se prolongan durante unos pocos días o unos años, y tanto si aparece de un modo brutal como insidioso, nunca llega porque sí. Además de por accidente, caída o enfermedad, sus orígenes son numerosos, tanto físicos como psicológicos.

Causas físicas: trabajo penoso, posturas fatigosas, deportes mal practicados, sedentarismo, disminución o aumento repentinos de la actividad, etcétera.

Causas psicológicas: estrés, agotamiento, conflictos familiares o profesionales, carencia de disfrute sexual, timidez, asfixia de la personalidad, ansiedad, anorexia mental y, naturalmente, la obesidad. Muchas razones para que le duela la espalda.

Este libro tiene como objetivo ayudarle a comprender la causa o causas de su dolor de espalda, proponiéndole un plan de acción personal para remediarlo. Al mismo tiempo ese plan de acción le permitirá sortear las trampas, las soluciones milagrosas, todas esas propuestas engañosas del "mercado de la espalda". Le aconsejo que finalmente acuda a un verdadero especialista.

1. Devolver a la espalda su movilidad, su flexibilidad, su musculación y su estática mediante una serie de automasajes, o de masajes practicados por un amigo o el cónyuge; ejercicios específicos fáciles de realizar en casa, en el coche, en el trabajo, durante los momentos de ocio.
2. Calmar el dolor mediante cuidados, remedios y ejercicios muy sencillos, al alcance de todos.
3. Recuperar una nueva higiene de vida mediante ejercicios de respiración, relajación, y una alimentación equilibrada, que garantiza un vientre saludable.
4. Aprender a protegerse la espalda en todas las circunstancias de la vida.

Si sigue usted mis consejos, le aseguro que podrá decir *Adiós al dolor de espalda* para siempre.

Parte I:

EL MERCADO
DE LA ESPALDA

1. LOS CASOS DE ANNE G. Y DE GILLES

Anne G. era aparentemente una hermosa mujer en plena forma, en la cuarentena, segura de sí misma y del mundo que la rodea. Marido, dos hijos, un trabajo de secretaria-recepcionista en una empresa de informática y los fines de semana en el campo, cerca de París, en casa de sus padres. Anne no disponía de tiempo para ella. Pero era feliz porque se decía que tenía suerte.

Al principio de la historia de Anne tuvo lugar un accidente de circulación. No se trató de uno de esos accidentes que salen en primera plana de los periódicos, sino de un simple choque, con un poco de chapa arrugada, como hay cientos al día en París. Apenas se dio cuenta del dolor que sintió en la nuca cuando su cabeza se vio lanzada hacia atrás, y echó pestes del otro conductor, que no había frenado, mientras rellenaba los papeles del seguro a toda prisa. «Voy a llegar tarde», pensó, mientras echaba un vistazo a la parte de atrás abollada de su R5, que debería llevar a arreglar.

Al día siguiente, al despertarse, Anne sintió la nuca un tanto rígida, y un dolor que le recorría la parte superior de la espalda cuando movía la cabeza. Una tortícolis. «Debe ser del golpe en la nuca», pensó.

Pasaron las horas y el dolor continuaba allí. El día en la oficina le resultó difícil. A la mañana siguiente no podía ni moverse; todo movimiento que intentaba le resultaba una tortura. Anne se dijo: «ya se me pasará».

Esperó una semana antes de consultar a un reumatólogo, que le prescribió una buena dosis de antiinflamatorios, pidió una radiografía y le aconsejó unos cuantos días de descanso seguidos de veinte sesiones de masaje rehabilitador.

Anne se quedó en casa tres días, pero se sentía un tanto culpable. En la placa de rayos X no aparecía nada, lo cual significaba que no debía ser muy grave.

Unos cuantos recados, un poco de limpieza, planchar, los deberes de los niños... y a las cuatro y media ya había hecho un montón de cosas, aunque menos que de costumbre. Tomó escrupulosamente todos los medicamentos, regresó a la oficina, evitó girar la cabeza y, provista de su volante médico, se dirigió al kinesiterapeuta que le aconsejara su médico.

El kinesiterapeuta apenas le preguntó gran cosa, la escuchó todavía menos, y le pidió que se desnudase sin más dilación. Metida en una cabina minúscula, Anne se tendió boca abajo por debajo de una lámpara de infrarrojos, donde permaneció sola durante veinte minutos. A continuación se le indicó que debía volver a vestirse: la sesión había finalizado.

Anne se extrañó de que el kinesiterapeuta no la hubiese auscultado ni tocado. De que ni siquiera intentase saber dónde le dolía. Al menos le hubiera gustado comprender por qué no le habían masajeado, pero el médico se mostró categórico: en su estado los masajes resultaban contraproducentes. No harían más que agravar el dolor. Incluso podrían provocar que su condición acabase siendo incurable.

Anne es de ese tipo de pacientes que tienen confianza total en su médico. Pero continuaba doliéndole. Acudió al mismo kinesiterapeuta dos veces a la semana, durante diez semanas, para pasar veinte minutos bajo la lámpara, salvo una vez. Ese día, al cabo de diez minutos, entró el terapeuta:

–¿Qué tal va? ¿Está mejor? Voy a darle un masaje.

Le friccionó enérgicamente el cuello y los hombros. Ella gritó de dolor.

–¿Le duele?

Pero Anne no se atrevió a decirle que le dolía. Al día siguiente fue todavía peor. Ella no dijo nada de masajes, y él tampoco. El terapeuta no se molestó en palparla ni una sola vez, en moverle las articulaciones, en comprobar los puntos dolorosos de la espalda. Sin embargo, ni una sola vez ha dejado de asegurarle que era normal que le doliese. Sus dolores acabarían desapareciendo, pero hacía falta paciencia, mucha paciencia.

Tres meses después del accidente, Anne dejó de poder jugar a tenis ni una sola vez con su marido, ni pudo volver a dar los paseos dominicales en bicicleta con sus hijos, como era su costumbre. Sufría casi permanentemente a la altura de los trapecios y la nuca, y cada vez le dolía más la cabeza.

Volvió a ver al reumatólogo, que la sometió a una infiltración.

Anne no sabía muy bien qué clase de productos le estaban inyectando, ni siquiera osó preguntarlo, y se marchó aliviada: el dolor casi había desaparecido. Pero no durante mucho tiempo. Regresó pocos días después, lacerante, violento, inextirpable.

Para Anne, su espalda se convertió en tema de conversación. ¡Y qué tema! De repente se dio cuenta de que todos aquellos que la rodeaban habían tenido o tenían entonces algún dolor de espalda. Y que todos conocían a algúien genial que podría ayudarla a deshacerse de toda molestia.

El primero que le aconsejaron fue un médico de medicina física, un famoso especialista que tardaría un mes en darle hora, y cuya sala de espera estaba llena a reventar.

«Buena señal –se dijo Anne–. Si hay tantos enfermos es que debe ser excelente.»

Pero no, por el contrario, era mala señal: un buen terapeuta se organiza para poder proporcionar tiempo a sus pacientes.

Anne esperó una hora y media antes de que la secretaria del famoso especialista la hiciese entrar en una cabina, donde se desnudó, para a continuación llevarla ante el gran maestro. El diálogo fue breve:

–¿Le duele aquí? Sí, ya veo. Debe ser un bloqueo bastante grave. Muy grave, pero no se preocupe, la curaremos. No tenga demasiada prisa; harán falta unas cuantas sesiones.

La manipularonn al cabo de pocos instantes –le giraron la cabeza a la derecha, «crac», y a la izquierda, produciendo otro chasquido–, la hicieron incorporarse y la despidieron.

–Vuelva de aquí a dos días. Tal vez se sienta un poco sacudida, pero no le dé demasiada importancia; es normal. El médico desapareció en seguida. La secretaria-enfermera le dio otra cita en la oficina. Anne se sintió un tanto desorientada, vacilante. Le dolía muchísimo, pero lo cierto es que la nuca estaba menos rígida. Al día siguiente seguía doliéndole, pero resultaba (casi) soportable. Podía mover mejor la cabeza y le parecía que los hombros también estaban mejor. Algunos gestos, instintivos, le recordaron que estaba lejos de hallarse curada: al girar el cuello para aparcar el coche o al volver la cabeza para mirar a alguien que la llamaba, al levantarse bruscamente estando agachada, o al llevar algo pesado en brazos. No es que se sintiese enferma, pero sí incapacitada.

Al cabo de dos días volvió a presentarse en la consulta. En esta ocasión llevó un periódico. Se repitió la escena. Un golpe a la derecha, otro a la izquierda, dos chasquidos y dolor. Es normal. Deberá regresar más veces. Cita para la semana siguiente.

Sin saberlo, Anne acababa de entrar en el ciclo infernal de las manipulaciones. En la tercera visita estuvo a punto de creer en un milagro. El dolor casi desapareció, pudo mover la cabeza sin problemas, una vez desaparecido el peso que sentía sobre los hombros. Vivió una semana de libertad que le hizo tomar conciencia de los sufrimientos que había soportado todo aquel tiempo, de las actividades, incluso anodinas, a las que había tenido que renunciar. Encantada por todo ello, pidió hora en la peluquería, a la que no se atrevía a ir para no tener que echar la cabeza hacia atrás.

Anne regresó cada semana a sus sesiones de manipulación, y el alivio se prolongó durante más de un mes, casi dos. Después volvió a sentir el dolor. Y desde entonces no ha cesado. En la nuca, los hombros y la parte superior de la espalda. También en la cabeza: espantosos dolores de cabeza que la asaltaban cada vez más a menudo y que la derrumbaban en el lecho con los ojos cerrados. El especialista adoptó una actitud ambigua:

–Pasará buenas temporadas y crisis; debe acostumbrarse.

Anne estaba desesperada y sintió miedo. No quería, no podía vivir así hasta el fin de sus días, con una barrena en la cabeza y la espalda hecha puré. Si los médicos no podían curarla debería encontrar otra cosa.

Entonces fue cuando una amiga le habló de un acupuntor.

La sala de espera del acupuntor se parecía a la del médico, con una docena de personas que esperaban pacientemente su turno, en silencio. Pero aquel hombre no tenía prisa. Por fin Anne pudo explicarse y el acupuntor la escuchó sin prisas. El diagnóstico fue claro: Anne padecía un choque traumático y los tratamientos practicados hasta el momento no habían arreglado nada: fueron ineficaces y sobre todo brutales. Al acupuntor no le gustaban mucho las manipulaciones. Mientras preparaba las agujas, le explicó las virtudes de esta ancestral medicina china. Recuperaría su energía vital, los músculos contraídos se relajarían, no tardaría en encontrarse mejor. Le clavó las agujas y le pidió que no pensase en nada; luego se marchó. Le esperaban otros pacientes.

La sensación era desagradable, pero Anne se dijo que al menos esta medicina no iba a perjudicarla.

–Necesitará de seis a siete sesiones –le dijo el acupuntor.

Anne estaba persuadida de que en esta ocasión había encontrado el camino de la curación. Acababa de entrar en el tercer mercado de la espalda, el de las medicinas llamadas suaves o alternativas.

Anne empezó a sentirse mejor a partir de la tercera sesión. Sus dolores de cabeza se difuminaron, y cuando regresaban eran menos violentos. Se sentía cada vez más fuerte y alegre, y le parecía que ya veía el final del túnel. Al cabo del segundo mes decidió no regresar más al acupuntor. Estaba casi curada, le faltaba poco, pero, ¿qué importaba después de todo un año infernal?

Todo volvió a comenzar al cabo de tres semanas: los dolores de espalda y de cabeza, la rigidez en la nuca al despertarse, las crisis cada vez más frecuentes.

A lo largo de dos años, Anne pasó por varias terapias y métodos nuevos, más o menos confesables. Consultó a curanderos y especialistas de nombres complicados, practicó yoga y estiramientos, creyendo siempre en el milagro y desencantándose al cabo de poco tiempo. Recorrió un doloroso camino que la llevó de verdaderos médicos a falsos terapeutas, y de medicinas paralelas a gimnasias exóticas, y más allá de la frontera que separa a los enfermos de la gente que

goza de buena salud. Perdió su seguridad y pensó seriamente que era
–osó pronunciar la palabra– incurable. Se acostumbró a la idea de
tener que vivir, el resto de su vida, entre médicos y medicamentos.
Estaba al borde de la depresión.

Anne vino a verme después de leer uno de mis libros, del que había retenido sólo una cosa: que el ser humano es un ser integral, global, que no puede tratarse a pedazos, sino únicamente teniendo en
cuenta todo el cuerpo, e incluso el corazón y el alma.

Al examinarla me pareció muy cansada, con los músculos de la
espalda contraídos, sin apenas osar moverse por miedo a sufrir. Poco
a poco, pacientemente, antes de iniciar la terapia, deberé utilizar algo
de psicología para poder traspasar el muro de angustia y abatimien-
to tejido por demasiadas esperanzas traicionadas. Traté a Anne durante dos meses, una vez a la semana, con suavidad, sin forzarla, con
el único objetivo de deshacer y calmar uno a uno sus bloqueos, sus
rigideces, las tensiones de su cuerpo dolorido. Sólo al empezar a sentirse un poco mejor pudo recuperar algo de su confianza y consintió
en seguir mis consejos.

Anne se ha curado, ha aprendido a rehabilitarse y a ocuparse de sí
misma. Sabe que durante unos dos años deberá, cada noche y cada
mañana, realizar cinco minutos de movimientos gimnásticos muy
suaves que le he enseñado. Deberá pedirme visita tres veces al año
para una sesión de terapia manual. Ha dejado de sufrir.

Ha escapado a un destino común para millones de nuestros contemporáneos: a la incuria de los falsos terapeutas, a la avidez de los
que quieren enriquecerse a costa del sufrimiento ajeno, al sistema que,
a base de tratamientos brutales e inadecuados, convierte accidentes
leves en grandes patologías y que transforma en seres sufrientes y dis-
minuidos a individuos jóvenes, fuertes y sanos.

Gilles, de 27 años, todo un deportista, agente de France Télécom,
sufría desde hacía dos años de dolores de espalda que nada parecía
explicar: todas las pruebas, las radiografías y análisis eran perfectos.
Y claro está, al igual que Anne, había consultado a numerosos médicos y terapeutas.

Al palparle descubrí que su espalda, tan armoniosamente muscu-
lada, estaba dura, y que sus músculos estaban contraídos. Tenía dolo-

rida la región lumbar, no podía permanecer sentado durante mucho tiempo, y estar de pie le resultaba muy incómodo. Entre las tres y las cinco de la mañana solía despertarle un dolor sordo.

¿De dónde provenía esa inexplicable lumbalgia crónica?

Gilles pasó una infancia asfixiante a causa de la autoridad paterna. Se tornó tímido, muy emocional, insatisfecho consigo mismo. Casado y dominado por su esposa, no acabó de desarrollarse emocionalmente. Su relación amorosa pasaba por un bache. Buscaba una evolución positiva, un equilibrio, una afirmación de su personalidad en su actividad profesional.

Tras tener con él una larga entrevista, mi primer gesto consistió en aconsejarle que detuviese cualquier tratamiento: masajes deportivos, manipulaciones, infiltraciones. Y le pedí que practicase, todas las horas, en su casa, en la oficina, en el coche, etc., unas cortas sesiones –de un minuto y medio, aproximadamente– de mi método respiratorio (ver pág. 178).

Le pedí que dejase cualquier tratamiento que estuviera siguiendo, y que practicase mi método de respiración-relajación. Y que dejase de practicar marcha atlética para pasar a la natación. En diez sesiones de tratamientos manuales suaves conseguí hacerle admitir que el verdadero problema no estribaba en su espalda, sino en lo más profundo de su personalidad y en la difícil relación que mantenía con el resto del mundo.

Desde el principio de los tratamientos observé una mejoría. Pero quedaban los bloqueos y tensiones más profundas. Gilles me señaló que mis cuidados le ayudaban pero que a la que regresaba al contexto familiar, los dolores volvían a aparecer. Le pedí que me enviase a su esposa Sylvie, a la que recibí a solas en mi consulta.

Vi llegar a una mujer joven, nerviosa, tensa, que no podía permanecer quieta. Muy deportista, practica aeróbic y hacía musculación varias veces a la semana. Me confesó que estaba enamorada de su marido, pero que se sentía molesta a causa del carácter reservado de Gilles, y que tenía muchas dificultades para establecer con él una relación equilibrada, serena y feliz. No se daba cuenta de que su carácter dominante, con su comportamiento "acelerado", representaba para Gilles una prolongación de la asfixia de personalidad que padecía desde la infancia.

Tras unos cuantos tratamientos y largas conversaciones, pude convencer a Sylvie de que contuviese su fuerte personalidad, ya que de ello dependía gran parte de la armonía de la pareja. Por otra parte, reconoció, se sentía mucho más tranquila y comprensiva; la comunicación entre su marido y ella había mejorado.

–Ahora –le pedí– reduzca su entrenamiento de musculación y aeróbic, y trate de practicar junto a Gilles un deporte de resistencia, natación, caminatas o bicicleta. Verá como durante las sesiones de práctica se desencadenará el diálogo de manera más natural.

Al cabo de unas cuantas semanas desaparecieron las tensiones de Gilles y Sylvie empezó a sentirse mucho menos nerviosa.

Les expliqué que a partir de entonces podían prescindir de mí, y que practicasen entre sí, alternando, mis tratamientos manuales, aunque sólo una vez a la semana. En principio se mostraron escépticos (me dijeron que no serían capaces), pero pude convencerles de que si otras muchas parejas lo habían conseguido, ¿por qué ellos iban a ser diferentes? Estos masajes deben acompañarse obligatoriamente de mi método de la imaginación, a base de contracciones-relajaciones (ver a partir de la página 161).

Les repetí que la espalda no se cura definitivamente utilizando sólo masajes.

–No olviden –les dije– que, aunque la mano del terapeuta calma el dolor, sólo la aplicación global de mi método conduce a la curación.

Los dolores de espalda de Gilles han desaparecido por completo; ha recobrado un nuevo equilibrio que le facilitará las relaciones con su esposa, al igual que las que mantiene con el resto del mundo.

Cuando vuelvo a repasar las fichas donde aparece el historial de cada uno de mis pacientes, y al pensar en Anne, en Gilles, y en los centenares de ellos que he conocido, incapacitados a causa de la negligencia de malos médicos y falsos terapeutas, tengo ganas de gritar. Y este libro no es otra cosa que un grito. Un grito de cólera contra los charlatanes que invaden nuestras profesiones y acaban con ellas, destruyendo la confianza de los pacientes, que se intercambian entre sí con la bendición de la Seguridad Social. Un grito de esperanza para todas aquellas personas que creen que nunca dejarán de padecer dolores y que deben saber que por fin podrán curarse.

«Un francés de cada dos ha padecido, padece o padecerá de la espalda», declaraba hace poco uno de nuestros más célebres reumatólogos a un conocido periódico. ¡Una increíble confesión de inoperancia e impotencia!

«El dolor de espalda es el mal de nuestro siglo», escribió uno de nuestros mejores especialistas en ortopedia, titular de la primera cátedra de reeducación funcional creada en Francia. Lo decía con algo de ironía, denunciando los métodos excesivos y peligrosos utilizados por practicantes incompetentes. Ese titular se ha convertido en una frase célebre.

Dolor de espalda un día, dolor de espalda para siempre, admite vergonzosamente nuestra sociedad, por otra parte tan preocupada por la comida y el bienestar, y que convierte en virtud la forma física.

Sobre las espaldas de los demás se amasan fortunas, se alzan reputaciones usurpadas, basadas en prácticas inadmisibles perpetuadas gracias al silencio general.

He escrito este libro porque siento vergüenza.

He escrito este libro porque estoy escandalizado.

He escrito este libro para decirles a quienes les duele la espalda: no está usted sufriendo una fatalidad. No pierda los ánimos. Sí, es usted una víctima, pero el mal que padece no es un mal social, como se quiere hacer creer. Es usted víctima de la inconsciencia y la rapacidad de falsos especialistas y de los incompetentes, que medran gracias a la incapacidad de los verdaderos médicos y de los buenos terapeutas manuales para entenderse mutuamente y apoyarse, y a la incuria de los poderes públicos y la complacencia de todo el sistema.

Dedico este libro a todos los maltratados de la espalda.

No me interpreten mal, no está dirigido a los enfermos de verdad, a aquellos que padecen una de esas graves enfermedades orgánicas, como por ejemplo el cáncer de huesos, la osteoporosis, o incluso los reumatismos inflamatorios agudos, o una artrosis importante. Todas esas personas necesitan tratamientos apropiados por parte de médicos especialistas de alto nivel. Pero lo que sí que sé, por experiencia, es que una terapia manual bien dirigida puede prevenir o retrasar la aparición de los síntomas y, cuando por desgracia es demasiado tarde, ayudar a aliviar los dolores que provocan. Cada día, al final de su vida, he tratado a María C., que padecía un cáncer. Médicamente no podía hacer nada por ella, y María lo sabía. Pero me he sentido feliz al conseguir que el sufrimiento le resultase un poco más soportable. A menudo, hoy en día, hay enfermos que padecen cánceres que vienen en busca de alivio y consuelo de sus males.

No soy médico. Soy kinesiterapeuta, discípulo de Boris Dolto, formado en osteopatía y naturopatía en la European School of Osteopathy, en Inglaterra, cuando esta especialidad era todavía desconocida en Francia. Soy –y lo reivindico– un terapeuta manual. Diagnostico, trato y curo con la única ayuda de mis manos. Pero también con todo lo que me ha enseñado la vida a lo largo de todos estos años dedicados a comprender y aliviar cuerpos.

Al principio, como tantos otros, cometí errores. He practicado manipulaciones y a veces creído en mi poder, cuando mis pacientes, que llegaban doblados de dolor, se marchaban aliviados y bien derechos. Hay ocasiones en las que he pasado por alto la parte importante que desempeñan en el empeoramiento de las patologías vertebrales factores como el estrés, la angustia, los ritmos biológicos perturbados, una mala higiene de vida y una alimentación deplorable. Mis pacientes se iban "curados" durante un mes, dos, tres y hasta seis, y luego regresaban un poco más doblados, más doloridos que antes. He tenido necesidad de comprender qué sucedía. Y para eso ha sido necesario continuar aprendiendo. Por ello he seguido la enseñanza en nutrición impartida por el profesor Albert Creff en el Hospital Saint-Michel.

Allí he tomado consciencia de que nadie establecía la relación, ahora tan evidente para mí, entre la salud del vientre y la de la espalda. Y no obstante, resulta evidente que el estado de nuestra espalda, de los huesos, de las articulaciones, músculos y tendones depende en gran parte de nuestra alimentación. No puedo imaginar una auténtica curación del dolor de espalda sin un retorno a la salud óptima del vientre.

La curación de la espalda pasa también por tratamientos muy suaves. Hay que suprimir poco a poco todos los dolores inflamatorios debidos a los traumatismos vasculares, ligamentosos, musculares, articulares; hay que hacer descansar al organismo dañado para permitirle recuperar sus mecanismos naturales de autodefensa. Después, una vez calmados los sufrimientos, cuando detrás de la fachada de dolor-señal de alarma se ha hallado la lesión primigenia originadora del dolor, entonces ha sido posible estabilizar el resultado al enseñar al cuerpo ahora aliviado que debía adaptarse durante algunos meses a su propia curación para a continuación ofrecerle los medios con los que conservar para siempre su integridad recuperada gracias a movimientos de mantenimiento muy suaves y perfectamente adaptados, una nueva higiene de vida, una dietética personalizada y ritmos biológicos armoniosos.

2. MÉDICOS VERDADEROS Y FALSOS ESPECIALISTAS: ¿A QUIÉN DIRIGIRSE?

Hay enfermedades fáciles, normales, catalogadas, a las que corresponde un especialista claramente identificable. Un médico con una formación y un nombre (generalmente terminado en "ista" o en "logo") duramente obtenidos mediante largos años de estudios sancionados por un diploma concedido por la Facultad y reconocido por el Colegio de Médicos. Se le puede ir a ver con toda tranquilidad con la aparición de los primeros síntomas: sabrá de qué trata su caso y le prescribirá el tratamiento adecuado, pues ya ha curado a centenares de lo mismo.

Otorrino, dermato, cardio, gastroentero, uro, gineco y otros –logos... De la raíz de los cabellos a la punta de los pies, todas las partes del cuerpo tienen su hombre de ciencia provisto de un saber enciclopédico avanzado y de una jurisprudencia médica a toda prueba. Todas las partes o casi todas... Pues hay una, e importante, que escapa a esta regla: la espalda. No es que la columna vertebral carezca de especialistas, por el contrario, tiene demasiados. Hasta el punto de que la primera pregunta que uno se hace cuando se encuentra mal es: «¿A quién hay que ir, al osteópata o a un quiropráctico? ¿Al reumatólogo o a un kinesiterapeuta?».

Tras estos nombres bárbaros se ocultan médicos verdaderos y falsos, formaciones aceleradas y ausencias de conocimientos que incapacitan, terapeutas excelentes y engañabobos. Y lo que es todavía peor, ninguna especialidad, que yo sepa, ha visto aparecer tantos timadores diplomados y chantajistas de la curación. Placas metálicas que mienten y diplomas con títulos rimbombantes son los signos externos de respetabilidad médica, que a menudo engañan, pues han sido usurpados. Y no obstante, los pacientes callan, el Comité de Disciplina parece no darse cuenta de nada y la Seguridad Social reintegra.*

Francia, que ha reconocido tardíamente las nuevas terapias, desde hace tanto tiempo admitidas y codificadas en otros países de Europa, se ha convertido –por exceso o por prudencia– en la campeona del mundo de riesgo en materia de patologías vertebrales. Los nuevos métodos que rehúsa admitir oficialmente, son ignorados, aunque, no obstante, los charlatanes gozan de una buena situación en cuestión de impunidad.

Aunque hay grandes médicos que luchan desde hace casi veinte años por imponer una enseñanza hospitalario-universitaria de alto nivel, pueden contarse con los dedos de una sola mano los pocos servicios que forman auténticos terapeutas de los que tanta necesidad tenemos.

Aunque las patologías vertebrales cuestan anualmente sumas incalculables a la Seguridad Social, ésta acepta, con los ojos cerrados, costear tratamientos de dos, tres y a veces de más años, siempre sin resultado. Pero los poderes públicos se niegan sistemáticamente a autorizar unos honorarios decentes para practicantes que podrían, si se ganasen normalmente la vida, cuidar mejor de sus enfermos que, a resultas de ello, costarían menos dinero a la sociedad y a las empresas penalizadas por su absentismo.

Todos tenemos nuestra parte de culpa en la perversión del sistema. Pero las verdaderas víctimas son los desgraciados –usted, yo, todo el mundo– que un día tuvieron dolores de espalda y se encontraron, sin comerlo ni beberlo, maltratados y mal tratados.

A fin de evitarlo hay que saber qué hacer y qué no hacer. Lo que es "normal" y lo que no lo es. Las preguntas que hay que hacer, los gestos que hay que rechazar, las precauciones que hay que tomar.

---

* En Francia, los beneficiarios de la Seguridad Social pueden elegir el tratamiento médico que más les convenga, tanto alopático como de otro tipo, pagándolo de su bolsillo, para a continuación ser reintegrado por la Seguridad Social. *(N. del T.)*

Saber, en primer lugar, a quién consultar en el laberinto de los especialistas, qué esperar de quién y cómo protegerse de encuentros peligrosos.

SON MÉDICOS: ORTOPEDISTA, REUMATÓLOGO, MÉDICO DE MEDICINA FÍSICA*

Ortopedista

Formación

No sólo es médico (siete años de estudios), sino también cirujano (tres o cuatro años como interno en un servicio especializado), y especialista de los huesos y articulaciones (cuatro años de clínica).

Especialidad

Todos los traumatismos, fracturas, deformaciones y enfermedades del esqueleto.

El ortopedista se hace cargo de su paciente desde el diagnóstico hasta la readaptación, lo que implica la prescripción y seguimiento posterior de una reeducación funcional o de la implantación de una prótesis.

---

* En España, en la medicina alopática, los especialistas encargados de los problemas y dolores de espalda son el reumatólogo y el traumatólogo, mientras que la especialidad de ortopedista es la unión de traumatología y ortopedia. Éstos son los especialistas que hacen los diagnósticos y tratamientos, y a veces envían el paciente al fisioterapeuta. Éste, a su vez, debe haber seguido una formación de tres años a lo largo de la cual habrá aprendido varias técnicas de tratamientos, dependiendo del tipo de dolor, que puede ser traumático o postural y neurológico.

Las medicinas alternativas no están del todo reguladas en España, aunque algunos de sus practicantes, y en general los directores de los centros donde se imparten, son médicos generalistas o especialistas que han seguido algunos cursos de formación en esas disciplinas y que han pasado a formar parte de su metodología. Luego están todos los titulados fuera de España y pertenecientes a otros países de Europa, cuya titulación está en algunos casos reconocida en España a través de la normativa comunitaria. *(N. del T.)*

33

A *favor*

Un buen ortopedista –abundan– no puede equivocarse. Los servicios hospitalarios de ortopedia son casi siempre muy avanzados, utilizan las técnicas de cirugía más avanzadas, y suelen estar bien dotados de kinesiterapeutas y reeducadores.

En contra

Como es cirujano, el ortopedista da miedo al paciente, que cree –equivocadamente– que le operará a toda costa.

Es cierto que los servicios de ortopedia tratan casos graves, accidentados y politraumáticos. Pero también se interesan por los casos menos difíciles, y su diagnóstico, que se apoya en los mejores medios de investigación y análisis, es fiable. Como anda desbordado de trabajo, el ortopedista rara vez dispone de tiempo para seguir con atención la recuperación de sus pacientes. Y precisamente, de lo acertada que sea la recuperación depende el cincuenta por ciento del resultado final de la operación.

Son muchos los que dirigen a sus pacientes hacia los kinesiterapeutas, a quienes aseguran verdaderas rentas mensuales, sin apenas disponer de los medios ni el tiempo (¿o la voluntad?) de verificar que sus cuidados darán los resultados esperados.

Mi consejo

Una buena elección para obtener un diagnóstico cuando se está mal o no se sabe dónde acudir.

Además, el ortopedista sabrá dirigirle a un terapeuta adecuado si usted no quiere pasar por el quirófano.

Indispensable en caso de hernia discal resistente a cualquier otro tratamiento.

Hay que quitar (discectomía) el fragmento del disco que comprime la raíz nerviosa. Esta operación obtiene entre el 85 y el 95 % de resultados positivos. Pero es posible su reaparición si perduran los mismos malos hábitos.

Antes de hacerse operar, pida una segunda opinión quirúrgica. La seguridad hace necesario que el cirujano ortopedista al que se dirija esté especializado en su problema específico. No se hace bien más que lo que se acostumbra hacer.

Reumatólogo

Formación

Hasta fecha bien reciente, los reumatólogos seguían, tras sus estudios de medicina (siete años), una formación especializada de cuatro años sancionada por un certificado de estudios especializados.

Actualmente todos ellos deben pasar las oposiciones de internista (MIR, médico internista residente) y llevarlo a cabo en un servicio especializado.

Especialidad

Huesos, articulaciones, músculos, tendones y ligamentos.

Tratamientos

Medicamentos: antiinflamatorios, muy eficaces pero relativamente tóxicos; hay que dosificarlos con precaución (riesgo de náuseas, dolor de vientre, acidez, gastritis).

Infiltraciones: inyecciones localizadas de productos analgésicos (corticoides por lo general), muy eficaces contra el dolor.

Manipulaciones: tendremos ocasión de hablar largamente de las manipulaciones. Hay que señalar que según el *Código de la salud pública* francés, sólo los médicos tienen derecho a practicarlas. El reumatólogo forma parte de los pocos practicantes autorizados.

Quimionucleolisis: este método relativamente nuevo es utilizado en el tratamiento de hernias discales para evitar las operaciones. Consiste en inyectar un producto (quimopapaína, y más recientemente, hexatrión) en el núcleo del disco vertebral, lo cual hace desaparecer el dolor. Practicada con anestesia local, necesita de algunos días de reposo y a veces da buenos resultados.

N.B.: una investigación llevada a cabo por la Sociedad Francesa de Reumatología ha mostrado que los reumatólogos suelen utilizar terapias paralelas como adyuvantes de sus propios tratamientos. En este orden: mesoterapia, láser, acupuntura, magnetoterapia.

A favor

Muchos dolores de espalda no provienen de las vértebras. El reumatólogo posee una formación que le proporciona acceso a todo un arsenal de terapias, médicas o manuales.

En contra

Como todo especialista, el reumatólogo suele tender a descuidar lo que no es "su campo" y que no obstante desempeña un papel primordial en el asentamientos y empeoramiento de las patologías de las que se ocupa: nutrición, higiene de vida y estrés, por ejemplo.

A menudo manipula deprisa, sin preparación, preocupado únicamente por los síntomas localizados, indiferente a otros trastornos, en particular los funcionales o psicológicos de sus pacientes. No obstante, toda manipulación debería estar precedida de masajes y manipulaciones de elongación muy suaves.

También suele olvidar de manera sistemática el prescribir y controlar una rehabilitación personal que es indispensable.

Prefiero correr un tupido velo sobre las consultas de rehabilitación, directamente interesadas en las cifras de negocios generadas por volantes médicos despachados con demasiada alegría.

Mi consejo

Es necesario consultar al reumatólogo en todos los casos de artritis, tendinitis, ciática y todas las formas de reumatismos, en especial los inflamatorios, de artrosis y todos los trastornos debido al uso o la disfunción de las articulaciones.

Fisiatra *(médico de medicina física)*

Durante mucho tiempo la *physical medicine*, reconocida en Estados unidos y en otros países, ha sido ignorada e incluso prohibida en Francia.

En 1969, los decanos Milliez y Grossiord crearon, en la Facultad Broussais-l'Hôtel-Dieu, la primera formación que fue oficializada en 1975 a través de la creación de un diploma universitario de «medicina ortopédica y de terapéuticas manuales».

El profesor Robert Maigne –junto con su equipo– responsable de la cátedra de l'Hôtel-Dieu, ha llevado a cabo una encomiable labor al enseñar y codificar las terapias manuales, y sobre todo la manipulación, en respuesta a los diversos dolores vertebrales.

Formación

En la actualidad, el fisiatra –cuyo nombre oficial es «especialista en reeducación y readaptación funcionales»– es médico, titular de un certificado de estudios especializados que sancionan cuatro años de especialización.

Otro camino de formación consiste en pasar las oposiciones para el MIR y llevarlo a cabo en un centro que cuente con un servicio especializado. ¡Por desgracia, no abundan!

Especialidad

Todas las afecciones neurológicas (parálisis), reumatológicas, ortopédicas (fracturas, reumatismos) o respiratorias que necesiten para su tratamiento de un método de rehabilitación.

Tratamientos

Todas las técnicas de medicina física: terapias manuales, manipulaciones, movilizaciones, masajes, gimnasia, así como los tratamientos y técnicas de cuidados complementarios: hidroterapia, láser, electricidad, calor, frío, etc.

A favor

Los fisiatras son, en estos momentos, los mejores especialistas de la espalda, pues realizan reconocimientos anatómicos en profundidad que garantizan buenos diagnósticos, además de contar con un dominio perfecto de las técnicas manuales más eficaces.

En contra

Tras todos los años que se ha tardado en imponer en Francia las técnicas manipulativas, los especialistas de medicina física han acabado por considerarlas como únicos tratamientos válidos para todas las afecciones de la espalda. La mayoría manipulan en cadena, y sin prestar demasiada atención, todos los casos que se les presentan. Lo normal es que sus sólidos conocimientos médicos garanticen un buen tratamiento. Pero a veces, a causa de un diagnóstico demasiado apresurado, provocan graves accidentes que suelen tener origen en la ausencia de cuidados preparatorios indispensables previos a la manipulación.

Tampoco invierten demasiado tiempo en guiar y ocuparse de controlar la rehabilitación que prescriben.

Mi consejo

Vale la pena consultarles cuando uno se siente incapacitado, sea a causa de las secuelas de un traumatismo o por un dolor vertebral, a condición de encontrar uno que sepa de verdad.

Desconfíe de los imitadores, y si los títulos que ve le parecen sospechosos, no dude en indagar acerca de la formación y los títulos del practicante al que consulte.

Tras sufrir un traumatismo en la cabeza, a Violette D. se le desencajó la mandíbula, y el bloqueo de los maxilares provocó una importante cervicalgia. Sufre numerosos dolores de cabeza que han convertido su vida en un calvario casi permanente. Durante varios años, Violette D. consultó a una decena de especialistas en medicina física y a reumatólogos, de entre los mejores y más conocidos. Fue sometida a infiltraciones y mesoterapia, y le han practicado numerosas manipulaciones vertebrales, todas llevadas a cabo sin ninguna preparación, palpación o examen manual previo. No sólo ninguno de esos tratamientos tuvo resultado alguno, si no que ella constató con preocupación, y con el paso del tiempo, un empeoramiento de su estado.

He curado a Violette D. utilizando únicamente manipulaciones de digitopuntura y elongaciones muy suaves a lo largo de las regiones dorsal, cervical y maxilar.

Dejó de padecer al cabo de nueve sesiones.

ALGUNOS SON MÉDICOS, OTROS NO:

Osteópata

Concebida a finales del siglo pasado por el norteamericano Andrew Taylor Still, la osteopatía se desarrolló primero en los Estados Unidos.

Destinada a los médicos, se basaba en una teoría con la que yo no estoy de acuerdo, según la cual una perturbación mecánica o una lesión articular siempre está en el origen de manifestaciones patológicas –óseas, musculares, nerviosas, ligamentosas o vasculares–, que a su vez provocan, si no se atienden, otros trastornos funcionales, es decir, enfermedades orgánicas.

En pocas palabras: todos nuestros males provienen de nuestra espalda y las manipulaciones vertebrales son la panacea.

Formación

Como se interesaban por la problemática vertebral y la osteopatía no estaba reconocida ni se enseñaba en Francia, algunos médicos franceses y otros (como yo) que no eran médicos pero sí kinesiterapeutas, fueron a estudiar a los Estados Unidos, y a la Gran Bretaña, donde la British School of Osteopathy y la European School of Osteopathy emiten –tras cinco años de estudios– un título a los alumnos ya diplomados en kinesiterapia y que hayan ejercido su profesión al menos dos años.

En Francia la osteopatía no está reconocida y los médicos que se sienten atraídos por las técnicas manipulativas intentan obtener un diploma de médico fisiatra.

Investida de los encantos de la clandestinidad y de la aureola de la modernidad anglosajona, la osteopatía no ha dejado de ser emulada, hasta el punto de que, por desgracia, han florecido las escuelas privadas que no ponen mucho interés en la enseñanza que imparte ni en los títulos que dispensan.

Aunque hoy en día abundan los osteópatas, pocos son los que saben de qué hablan.

En la European School of Osteopathy, nuestros tres primeros años de estudios estaban consagrados a la fisiología articular, la patología, las correspondencias entre la columna vertebral y los órganos, glándulas, vísceras, sistemas nervioso, muscular y cardiovascular. También nos enseñaban todas las técnicas manuales susceptibles de relajar y flexibilizar los grupos musculares, y las pruebas de movilidad indispensables para diagnosticar la existencia y localización de un bloqueo vertebral.

Se nos enseñó sobre todo a considerar a cada enfermo en su conjunto, a utilizar todos los medios terapéuticos disponibles: naturopatía, dietética, psicología, rehabilitación funcional, así como a no fiarnos nunca de las apariencias, ni de los dolores engendrados por la lesión terciaria, sino a buscar la causa o causas profundas de las patologías de la espalda, lesiones primarias y secundarias cuyo descubrimiento nos permitiría aplicar el tratamiento adecuado.

Además de todo eso, también nos enseñaron fisiología y el funcionamiento del conjunto de las articulaciones: caderas, rodillas, tobillos, hombros, codos y muñecas. Dedicábamos un tiempo importante a las diversas técnicas de análisis, en especial al estudio de las placas radiológicas.

Nuestros profesores nos advirtieron en contra del uso apresurado de las manipulaciones, que consideraban una técnica a utilizar como último recurso, al cabo de tres o cuatro sesiones, cuando las otras técnicas no hayan surtido efecto, y cuando el enfermo, preparado física y psicológicamente, pueda soportarla.

Especialidad

Partiendo del principio de que numerosas patologías son consecuencia de bloqueos articulares, sobre todo vertebrales, la osteopatía no se ocupa únicamente del conjunto de dichas disfunciones, sino también de los trastornos funcionales colaterales.

Para la osteopatía, «la estructura gobierna la función».

Tratamiento

Todas las técnicas manipulativas.

De ahí provienen tanto la eficacia como los peligros de la osteopatía.

A favor

La osteopatía ha permitido que muchos médicos y terapeutas descubriesen la eficacia de las terapias manuales cuando éstas eran todavía desconocidas en Francia.

En contra

Los innegables éxitos obtenidos mediante manipulaciones en casos de bloqueos articulares y sus consecuencias: dolores cervicales, dorsales, lumbares, dolores de cabeza, no deben hacer olvidar que la teoría –podríamos decir que la filosofía– en la que reposa la osteopatía no es totalmente exacta. Ni los trastornos funcionales ni, *a fortiori*, las enfermedades orgánicas pueden tratarse únicamente mediante manipulaciones, que en muchos casos no harán sino agravarlas.

Mi consejo

La mayoría de los médicos que durante las décadas de 1950 y 1960 se afiliaron entusiastamente a la Sociedad Francesa de Osteopatía, han acabado abandonándola para incribirse en la Sociedad Francesa de Ortopedia, a menos que hayan elegido pertenecer a ambas.

En la actualidad los buenos terapeutas no han conservado de la osteopatía más que las manipulaciones, que son técnicas de rehabilitación funcional enseñadas en los servicios de medicina física y que sólo los médicos tienen derecho a practicar.

Armados de un título que no les da ningún derecho, numerosos osteópatas se han dedicado a manipular a sus pacientes sin precauciones, aplicando únicamente –de entre todo lo que se les enseñó– esta técnica expeditiva que permite prestar atenciones en cadena a treinta o cuarenta pacientes al día sin cansarse mucho.

Por mi parte, aunque mis años de estudios en Inglaterra han sido enormemente valiosos, lo cierto es que me ha hecho falta tiempo para admitir y comprender que la manipulación es una técnica entre otras, y no una práctica mágica.

Recién salido de la European School of Osteopathy y fascinado por todo aquello que me habían enseñado los profesores, de los que debo alabar la calidad y conciencia profesional, totalmente ignorante de la ley y del *Código de la salud pública*, y seguro de mí mismo como uno puede estarlo cuando tiene veinticinco años, abrí consulta y, para aliviar a mis pacientes, les manipulaba. ¿Cómo resistirse a ello cuando se constatan unos resultados espectaculares y los pacientes te lo agradecen con lágrimas en los ojos? He visto a pacientes que llegaban doblados por la mitad, y los he vuelto a ver cuando se marchaban normalmente erguidos; desaparecer dolores de cabeza en dos o tres sesiones; a los insomnes recuperar el sueño. Mis pacientes creían en los milagros, y yo también. Pero estábamos equivocados. Al cabo de cinco o seis meses, como muy tarde, regresaban uno tras otro, con los mismo dolores de antaño y los mismos síntomas, a veces agravados. Yo les volvía a manipular, se repetían los "milagros" y después ellos regresaban al cabo de cuatro meses, después de tres, y finalmente de uno. Empecé a dudar de todo, de la kinesiterapia, de la osteopatía y de mí mismo.

Hizo falta que pasara mucho tiempo antes de que pudiera comprender, recomponer mis observaciones y empezar a vislumbrar la verdad. Sólo cuando empecé a hacerme cargo realmente de mis pacientes, y no sólo de sus espaldas, dejaron éstos poco a poco de acudir a mi consulta, para no regresar más, ya curados.

La manipulación, por su propia naturaleza, que es forzar el movimiento fisiológico normal de la articulación, resulta peligrosa y debe practicarse utilizando infinitas precauciones. Y soy el primero en admitir que únicamente los médicos poseen los conocimientos suficientes para practicarla sin riesgo, a condición de que se hayan aprendido todas las reglas y sutilezas, pero también los límites, y que posean el don. Yo ya no manipulo a mis pacientes más que de manera excepcional, y por ello consigo curarlos. Hoy sé que eso que antaño denominaban milagro no era más que un síntoma: al manipular a un paciente que sufría un bloqueo vertebral, lo que hacía era desbloquear la lesión, que dejaba de dolerle. Pero esta "curación" –espectacular por su inmediatez– provocaba al mismo tiempo otra lesión, que se aposentaba y, que a su vez provocaba otros traumatismos.

A veces sucedía, por casualidad, que desbloqueaba todas las lesiones al mismo tiempo, tanto las recientes como las más antiguas, las aparentes y las ocultas. Pero eso era una casualidad, y no puede aplicarse una terapia basándose en el azar.

Al sentir los primeros dolores debidos a un principio de lumbalgia, Bernard V., joven director general de una agencia de publicidad, fue a la consulta de un osteópata muy conocido. En un mes y medio, a razón de tres sesiones por semana, el célebre practicante le manipularía en catorce ocasiones.

Al día siguiente de la decimocuarta manipulación, Bernard V. no podía moverse y llegó a mi consulta dos días después, gracias a unas muletas.

A partir de las primeras pruebas de movilidad que le practiqué me di cuenta de que sufría de una ciática tan dolorosa que era imposible tratarla, y ni siquiera podía tocarle. Le convencí para que se sometiese a un escáner, que reveló una enorme hernia entre las vértebras L4 y L5. Agravada sin duda por las manipulaciones, no debía tratarse mediante terapia manual. El ortopedista eminente al que le dirigí le aconsejó una operación que le fue practicada con éxito.

Luego volvió para llevar a cabo la reeducación, que le llevará hasta una curación completa.

La osteopatía craneal

El estadounidense William Garner Sutherland dio una nueva dimensión a la osteopatía al demostrar la importancia del líquido cefalorraquídeo y de las estructuras craneales en el buen funcionamiento del sistema inmunitario y del psiquismo. El cráneo vive, se mueve y respira, y ese movimiento favorece la circulación arterial y venosa, así como numerosos intercambios.

Algunos osteópatas han convertido el masaje craneal en una especialidad, al estimar que un bloqueo de los huesos de la cabeza tiene repercusiones en todo el cuerpo.

Sé por experiencia que un masaje del cráneo calma, relaja y regenera. Ese tipo de masaje requiere que el terapeuta haga gala de una intensa concentración y de mucha energía. Bien ejecutado da resultados formidables.

NO SON MÉDICOS:
QUIROPRÁCTICO, KINESITERAPEUTA,
ETIÓPATA, SANADOR

Quiropráctico

Al igual que la osteopatía, la quiropráctica es ante todo una teoría de la enfermedad. Al igual que aquélla, presupone que todas nuestras afecciones tienen su origen en una anomalía vertebral. No volveré a insistir sobre lo que hay que pensar de dicha hipótesis que, llevada al extremo, admitiría que un cáncer de páncreas puede tener origen en una subluxación de las vértebras lumbares. Pero el quiropráctico también es una figura importante en la panoplia de las medicinas de la espalda.

Formación

No existe formación de quiropraxia en Francia, donde esta "ciencia" no está reconocida. Un titulado en quiropraxia que ejerza en Francia habrá obtenido el diploma en un país extranjero, probablemente en los Estados Unidos o Inglaterra, donde la tolerancia es infinitamente mayor y donde las escuelas privadas forman quiroprácticos a miles. Pero aunque esté en posesión de un bonito pergamino expedido por una "universidad" anglosajona con nombre rimbombante, y aunque se apropie del título de "doctor" o "profesor", sepa que su quiropráctico no es médico, desde luego. En el mejor de los casos habrá seguido cursos teóricos durante dos o tres años, con un mínimo de formación práctica.

Especialidad

Teóricamente todas, pues se ocupa de la espalda, origen de todas las enfermedades.

Tratamiento

Manipulaciones.

A *favor*

Razonablemente, nada.

Pero, evidentemente, nada impide que un quiropráctico acierte de vez en cuando con una manipulación y que cure así una lesión traumática.

En contra

La ausencia de formación médica de los quiroprácticos les impide evaluar el riesgo de sus manipulaciones y reconocer los casos en los que resulta contraindicado aplicarlas.

Kinesiterapeuta

Formación

Tres años de estudios tras finalizar la enseñanza media, en una escuela pública o privada, sancionados mediante un diploma del Estado. Los estudios incluyen masajes y las técnicas de rehabilitación de diversas afecciones neurológicas, ortopédicas, respiratorias y reumatismos.

Tratamiento

Los tratamientos aplicados por los kinesiterapeutas son obligatoriamente prescritos por un médico, y las circulares ministeriales al respecto establecen con claridad los actos que están autorizados a practicar: masajes, técnicas de reeducación, aplicaciones de calor y algunas corrientes eléctricas, movilizaciones, *pero en ningún caso manipulaciones.*

A *favor*

El masajista-kinesiterapeuta es el auxiliar indispensable de los médicos y a menudo es la calidad de sus tratamientos lo que ayuda a lograr una curación total del paciente.

Los especialistas que le envían a sus pacientes no le proporcionan –en la mayoría de los casos– más que vagas directivas, y confían enteramente en él para el tratamiento de rehabilitación.

Para lograr el éxito deberá, en primer lugar, tomarse el tiempo necesario para comprender y readaptar al paciente y seguir su evolución hasta la curación.

Esta actitud generalizada de los médicos otorga a los kinesiterapeutas una responsabilidad muy grande. Algunos saben asumirla. Pero otros no son capaces y, al menor problema, pagarán los platos rotos, siendo utilizados como chivos expiatorios a los que se reprocharán las iniciativas que se les obligó a seguir.

En *contra*

No crean que estoy en contra de una profesión que he elegido, que amo, y que sé lo que puede aportar a todos aquellos que sufren de la espalda.

Pero eso no quiere decir estar ciego. Si bien es cierto que en este oficio hay grandes profesionales, también lo es que los hay malísimos.

La formación de los masajistas-kinesiterapeutas-reeducadores franceses no es la causa. Asistiendo a la escuela de la Rue Cujas, que dirigía el fantástico Boris Dolto, creo que aprendí perfectamente las bases y la práctica de estas tres especialidades que en realidad conforman una. Nos enseñaron la teoría y las técnicas. Nos mostraron cómo aliviar, amasar, movilizar, readaptar. *El resto es cuestión de don: un kinesiterapeuta sólo cuenta con sus manos para curar, y por tanto existen manos banales y otras milagrosas, manos que realizan su tarea a conciencia pero sin genio, y otras que calientan, calman y relajan con su sólo contacto, manos ciegas y manos que saben leer cuerpos.*

También es cuestión de humildad y de tener un espíritu abierto. Humildad, pues la kinesiterapia tiene sus límites. El espíritu abierto porque el paciente que tenemos delante no es sólo un caso de escoliosis. Tiene un trabajo, preocupaciones, disgustos recientes o antiguos, frustraciones, estrés, y todo ello se halla inscrito en la espalda, en sus nervios y en el vientre. Para ayudarle hemos de convertirnos en un poco nutricionistas, psicólogos e higienistas, y verle, comprenderle en su globalidad a fin de poderle ofrecer las claves de su propio arte de vivir. Muchos no tienen tiempo, o voluntad, para aprender otras disciplinas, para consagrar horas al estudio de las interrelaciones entre el estrés y los bloqueos vertebrales, las lesiones de la espalda y los trastornos funcionales, éstos mismos y nuestros hábitos alimentarios.

El otro aspecto del problema es puramente social. Siguiendo al pie de la letra los acuerdos que fijan las tarifas de sus intervenciones a precios ridículamente bajos (11,43 euros por una reeducación del cuello, del raquis, de la espalda; 17,53 por una reeducación de los miembros inferiores), los knesiterapeutas no pueden vivir decentemente y tratar de manera adecuada los casos que se les confían.

Los hay que renuncian y convierten sus consultas en fábricas de tratamientos por las que desfilan los pacientes de seis en seis, teniendo a uno calentándose bajo la lámpara mientras que otro trabaja en un aparato, y así. Ésos hace un siglo que abandonaron la idea de ejercer su oficio y se dedican a hacer dinero, pues el sistema genera una auténtica renta de situaciones: mal tratados y mal curados, los mismos enfermos acuden incansablemente una o dos veces a la semana, durante años.

Hay otros que se espabilan para llegar a final de mes, y que con la complicidad de sus clientes facturan dos sesiones en lugar de una, o bien realizan visitas a domicilio que cobran más caras, y sin factura. No es ninguna maravilla, pero es inevitable, y como el sistema obliga a tanta gente a buscarse la vida, resulta evidente, pues, que el culpable de todo ello es el propio sistema, que debe reformarse. En tanto que el Ministerio de Salud Pública se niegue a mirar la situación de frente, y a sentarse en una mesa a negociar, los kinesiterapeutas franceses no tendrán otro remedio que engañar a sus pacientes o al ministerio. Con la bendición, eso sí, de médicos que son totalmente dependientes y que –cada quince sesiones– renuevan las prescripciones sin hacerse demasiadas preguntas acerca de la extraña duración de los tratamientos.

Pero existe otro medio, desde luego. Pero como yo mismo lo he experimentado puedo afirmar que es muy difícil de poner en práctica. Siendo un joven kinesiterapeuta recientemente instalado, con todo lo que representa una consulta para un principiante que además debe mantener a una esposa y dos hijos pequeños, me deslomaba por 50 francos la sesión (7,62 euros de la época). Sabía muy bien que nunca conseguiría salir de la miseria, que me agotaría sin que eso me ayudase a llegar a fin de mes, a menos que me dedicase a obtener un rendimiento olvidando lo que me habían enseñado; dicho de otra manera, renegando de mí mismo. La única solución era pasar por alto las convenciones y practicar los honorarios libres, jugárselo el todo por el todo. Y así lo hice. No trabajé durante casi seis meses. Los médicos no me enviaron a nadie, estaba solo en una consulta vacía, mi esposa tenía que trabajar para alimentarnos, y yo caí en una depresión nerviosa. Estuve a punto de venirme abajo, de abandonar y cambiar de oficio. Pero poco a poco regresaron algunos pacientes a los que había tratado unos meses antes, dispuestos a aceptar mis nuevas condiciones porque les dolía la espalda y no sabían ya a qué santo encomendarse. A su vez, éstos me enviaron a otros más, y al cabo de algunos meses estuve desbordado de trabajo, pero decidido a no transigir jamás con mi deontología personal. Consagro a mis pacientes todo el tiempo que necesitan, sin manipularlos casi nunca, y aunque mis tratamientos son más largos y menos espectaculares, lo cierto es que consiguen lo que para mí resulta esencial: curaciones a largo plazo.

Etiópata

Más reciente que la quiropraxis y la osteopatía, la etiopatía nació en la década de 1960 y fue, extrañamente, elaborada por un matemático: Christian Trédaniel. Tratado y curado de una ciática rebelde por un osteópata, apasionado por las nuevas terapias manuales, Trédaniel buscó una teoría explicativa. De ello nació la terapia que denominó etiopatía, de *aition*: causa, y *pathos*: dolor.

La etiopatía se basa en una búsqueda de las causas. Según esta diagnosis, un trastorno (ciática, migraña, trastorno funcional) puede tener varias causas, denominadas "variables de entrada" (caída, movimiento falso, mala alimentación, estrés...). Estas causas provocan una lesión etiopática (mecánica) o una lesión orgánica que, en sí misma, será la causa directa del síntoma padecido por el enfermo.

Formación

Los etiópatas no son médicos. Formados en las diversas escuelas privadas de difícil control, en Francia o en el extranjero (sobre todo en Suiza), provistos de diplomas que no significan gran cosa, los etiópatas no cuentan con los medios suficientes para sustentar sus teorías, es decir, con los conocimientos médicos indispensables para una práctica basada sobre el valor del diagnóstico.

Especialidad

La etiopatía quiere tratar todos los trastornos funcionales, pero también todas las disfunciones articulares, nerviosas e incluso hormonales.

Tratamiento

Antes de cualquier tratamiento, el etiópata debe hallar las causas mediante un cuestionario muy profundo, la observación del enfermo y sobre todo palpando los órganos, el cráneo y las vértebras. A continuación formulará lo que se denomina la "secuencia etiopática", es decir, el encadenamiento mediante el que, por ejemplo, una torcedura banal del tobillo implicará un dolor en la cadera o una deformación ínfima de la cabeza, causa de otitis recidivantes.

El etiópata cura a continuación mediante manipulaciones tanto orgánicas como craneales, vertebrales o ligamentosas.

Por desgracia, hay que reconocer que los etiópatas –al menos aquéllos a los que habían consultado mis pacientes antes de acudir a mí–, suelen olvidar las teorías que proponen y utilizan únicamente los ejercicios prácticos, es decir, las manipulaciones, hechas de cualquier manera, sin tomarse la molestia de investigar las causas del mal que deben curar, y sin ni siquiera palpar el cuerpo a los pacientes.

A *favor*

En cuanto a la teoría, la etiopatía tiene en cuenta al individuo en su conjunto y la búsqueda de las causas, aliada a técnicas de investigación que no se alejan de lo que debiera practicar todo buen terapeuta. Por otra parte, un etiópata auténtico nunca intentará curar una enfermedad orgánica mediante manipulaciones y por ello enviará a su paciente a un especialista.

En contra

Si se adhiere a su formación inicial, el etiópata no dispone del saber necesario para asegurar la fiabilidad de su diagnóstico. Si lo hiciera correría el riesgo de equivocarse o, lo que es peor, de desatender por desconocimiento una patología importante.

Mi consejo

La etiopatía es cosa personal. Algunos etiópatas, que habrán completado su formación y sabrán tomar todas las precauciones, emitirán un diagnóstico seguro y proporcionarán una ayuda real a sus pacientes. Otros, más preocupados por el prestigio de sus títulos y diplomas que de lo que éstos significan, pueden resultar peligrosos por su ignorancia. Conclusión: ¿por qué no? Pero infórmese seriamente acerca de los métodos y resultados del terapeuta al que desee consultar.

Sanador

Cuando se habla de la espalda es imposible no evocar la figura tradicional y legendaria del sanador, el curandero, el último recurso de quienes no han curado médicos ni terapeutas. Los fracasos repetidos de los practicantes clásicos hacen que el número de sanadores no cese de aumentar. Tanto en el campo como en la ciudad.

Todos hemos oído historias de sanadores, de casos milagrosos en los que ha desaparecido para siempre un dolor tenaz tras una o dos visitas a casa del curandero. Casi todas ellas son historias verdaderas: todos los reumatólogos y ortopedistas han visto en alguna ocasión regresar a uno de sus pacientes curado tras una manipulación primitiva efectuada sin demasiadas precauciones a cargo de un curandero o un campesino que tenía el "don".

Como carecen del mínimo conocimiento anatómico y manipulan sin tener idea de las catástrofes que pueden provocar, los curanderos pueden ser peligrosos. No se tienen en cuenta todos los accidentes de los que son responsables, sobre todo al tratar los frágiles ligamentos cruzados de rodillas, tobillos y de las vértebras cervicales. Pero, no obstante, no hay que generalizar, y algunos sanadores de ésos cuyas direcciones pasan de mano en mano han adquirido instintivamente un verdadero arte de curar.

Aunque entre ellos existen auténticos locos peligrosos, también es cierto que abundan los buenos terapeutas, aunque no se les otorgue ese nombre. He conocido a un sanador parisiense que invariablemente, se tratase del caso que se tratase, hacía que el paciente tendiese la parte superior del cuerpo sobre su mesa, con los pies apoyados en el suelo, y le asestaba una palmada atómica en las nalgas sin avisar. Pero también he podido observar a gentes humildes y prudentes, sobre todo porque saben que en caso de equivocación no habrá seguro que les cubra, y sobre todo infinitamente respetuosas de los cuerpos que están tratando. Estas personas siempre trabajan con suavidad, realizando más movilizaciones que manipulaciones, y en realidad, si hubieran tenido la oportunidad de estudiar, se habrían convertido en buenos kinesiterapeutas. Si tiene buenas manos, si sabe extraer enseñanzas de todos los casos que pasan por sus manos y no se muestra brutal, un buen sanador puede, sin conocer verdaderamente la anatomía ni fisiología del cuerpo, aliviar a sus enfermos mejor que un mal médico o un falso terapeuta.

Creo que tal vez sería muy útil que ni la sociedad ni los pacientes ignorasen a los sanadores. Sería interesante poder ofrecer a los mejores de entre ellos la posibilidad de demostrar de lo que son capaces ante una comisión médica, a fin de poder obtener un certificado que les permitiese continuar aliviando a los enfermos, para apartar a los incompetentes y peligrosos, evitando que continúen fabricando víctimas.

¿Pero quién es el médico que un día admitirá que uno de esos curanderos a los que desprecia puede curar a enfermos que él mismo ha declarado incurables?

3. HAY QUE SABER UTILIZAR BIEN LAS MEDICINAS ALTERNATIVAS

Bien a causa de convicción personal, o por falta de ganas de continuar sufriendo a pesar de las consultas, los tratamientos y las múltiples sesiones de rehabilitación, cada vez son más los pacientes que depositan sus esperanzas en lo que se denomina las medicinas alternativas.

Algunos utilizan este término con connotaciones peyorativas, pero yo no soy uno de ellos. No agresivas, elaboradas y aplicadas desde hace lustros, y a menudo practicadas por terapeutas expertos y conscientes, la mayoría de las medicinas alternativas pueden convertirse en una ayuda muy valiosa a la hora de mejorar el estado general del paciente o de aliviar sus dolores cuando se vuelven insoportables.

La mayoría de sus fracasos suelen deberse a que se las conoce mal. Atacadas por médicos alópatas, vilipendiadas por colegios profesionales, medios hospitalarios y poderes públicos, suscitan múltiples pasiones. Quienes las ejercen las convierten en religión, y los que recurren a ellas esperan de todo, lo cual es, evidentemente, demasiado.

Además, y como puede imaginarse, el desarrollo de las terapias más conocidas y antiguas como la acupuntura o la homeopatía, y la fama cada vez mayor de otras menos conocidas como la mesoterapia o la naturopatía, han provocado la eclosión de métodos más o menos ortodoxos, más o menos válidos, basados en teorías más o menos confusas y ejercidas por verdaderos filósofos, algunos terapeutas, un buen número de falsos gurus y algunos verdaderos canallas que aprovechan la oportunidad para atraer a clientes a 45 euros o más la visita. Son tantas y tan variadas que resulta imposible pasarles revista. Pero sería injusto olvidar lo que algunos métodos pueden aportar si desde el principio se sabe lo que puede esperarse de ellos y cómo utilizarlos.

Me gustaría poder ofrecer aquí los medios para aprovechar aquello que tienen de bueno sin caer en las trampas de ese otro mercado de la espalda que es el de las medicinas alternativas.

Homeopatía

Inventada y desarrollada a finales del siglo XIX por el alemán Samuel Hahnemann, la homeopatía se basa en un descubrimiento revolucionario y paradójico: algunas plantas mostraban una actividad terapéutica frente a diluciones que, en teoría, deberían ser totalmente inoperantes, puesto que no existían en el preparado o medicamento más que en dosis infinitesimales. Al cabo de más de cien años, los partidarios y adversarios de la homeopatía están divididos a causa de este debate de fondo en el que no tengo intención de entrar. El tema de este libro no es saber si la homeopatía obtiene o no resultados –es evidente que los obtiene en algunos casos–, ni por qué o cómo funciona, sino única y exclusivamente saber en qué puede ser de utilidad para aquellos que padecen de la espalda.

La homeopatía es lo que se denomina una medicina del terreno. Cada uno de nosotros lleva, inscritas en su código genético, tendencias, predisposiciones a ciertas enfermedades (diabetes, artritis...), o a trastornos varios (reumatismos, alergias...), y este "patrimonio" se expresará. Es decir, que estas patologías se manifestarán o no en función de las circunstancias, del modo de vida, del entorno en que viva el sujeto. El papel de la homeopatía es adaptarse a cada individuo y definir para él, y sólo para él, el tratamiento mejor adaptado a fin de que goce de buena salud. Es pues, sobre todo, una medicina preventiva, lo que no impide que también sea, en algunos casos bien definidos, una medicina de asistencia.

Definida de esta manera es evidente que la homeopatía no sabría tratar una hernia discal, ni ninguna otra lesión vertebral o articular. Ningún homeópata digno de ese nombre osaría afirmar lo contrario. En cambio, algunos medicamentos homeopáticos, como la árnica, poseen una acción antiiflamatoria que puede resultar muy útil en caso de traumatismo, golpe o accidente, si no revisten una cierta gravedad y si el tratamiento se aplica casi inmediatamente.

La homeopatía no puede en ningún caso sustituir a una terapia específica, y un buen homeópata dirigirá, sin dudarlo, a un especialista manual a cualquier paciente que padezca molestias vertebrales, sobre todo porque un verdadero homeópata es también doctor en medicina, y por tanto está cualificado para juzgar qué tratamiento es el más apropiado. De igual manera, y como esas técnicas no son de su competencia, el homeópata no sabrá qué aconsejar respecto a los deportes o la gimnasia de mantenimiento que practicar, ni acerca del régimen alimenticio que hay que seguir para eliminar, digamos, una colitis que tiene una incidencia sobre los dolores de la parte inferior de la espalda.

Como la homeopatía incrementa las defensas del organismo contra el estrés, las enfermedades y los trastornos diversos, le hace más resistente a los golpes, traumatismos y causas varias, a menudo banales, de los dolores de espalda. Poco eficaz *a posteriori*, la homeopatía puede resultar muy útil antes. Con ello no les estaré enseñando nada nuevo a los adeptos de la homeopatía. Aquellos pacientes a quienes les trata un homeópata serio ya saben lo que esta medicina puede aportarles y los límites de su campo de aplicación. Pero me estoy dirigiendo a otras personas, a las que, porque sufren de la espalda desde hace meses o años y que ya han probado sin resultados todos los tratamientos clásicos, consideran que la homeopatía, de la que no saben nada, tiene posibilidades de aliviarles.

Si tienen suerte irán a dar con uno de esos homeópatas concienzudos que habrá elegido añadir a su arsenal terapéutico clásico una farmacopea no agresiva y especialmente adaptada para ciertos individuos, y que les dirigirá hacia un buen terapeuta manual, limitándose por su parte a definir un tratamiento de fondo que ayudará en el proceso de curación

Si tienen menos suerte, se hallarán frente a uno de esos falsos homeópatas que les explicará que la homeopatía lo puede todo, y, tras algunos gránulos, tres gotas y un poco de natación, acabarán con unas crisis más agudas y reumatismos todavía peores. Como insistirá en el hecho de que a una medicina alternativa le corresponden obligatoriamente tratamientos más largos, hará falta que pasen meses para comprender que los resultados no estaban a la altura de sus esperanzas. Se sentirán decepcionados, acusarán a la homeopatía de ser una medicina falsa, y a los homeópatas de ser unos timadores, y buscarán otra medicina y nuevos tratamientos, con la esperanza de que en esta ocasión puedan por fin hallar lo que les curará...

Acupuntura

La acupuntura es una de las medicinas más antiguas del mundo, y los chinos la utilizan desde hace siglos. Hoy en día se conoce muy bien su técnica, que consiste en restablecer los circuitos energéticos del cuerpo actuando sobre puntos muy precisos situados a lo largo de los meridianos. Sobre este tema existe una literatura casi exhaustiva y de fácil comprensión para todos los públicos. Vuelvo a decir que mi intención no es ofrecer un curso teórico en este libro. En la práctica, la lista de mis pacientes que utilizan la acupuntura para aliviarles es tan larga que creo conocer bien sus indicaciones e impotencias en el tratamiento de las afecciones de la espalda.

En algunos casos concretos que implican fenómenos inflamatorios agudos como la tortícolis, lumbago, ciática o coxalgia, por ejemplo, la acupuntura tiene sin duda efectos beneficiosos a la hora de aliviar una crisis dolorosa. Con unas pocas sesiones, un buen acupuntor sabrá detener la inflamación y relajar las contracciones musculares. Pero al pasar cierto tiempo volverán a aparecer los mismos síntomas u otros, pues, aunque la acupuntura proporciona un buen efecto analgésico inmediato, no trata ni la lesión secundaria de adaptación al dolor ni, *a fortiori*, la lesión primaria. Contraído de nuevo y dolorido, el paciente visitará de nuevo al acupuntor y otra vez se verá aliviado durante un tiempo. La acupuntura habrá tratado localmente la lesión terciaria donde se manifiesta el dolor, pero no la primaria de fijación que rara vez provoca dolores. Además, no ofrece ningún medio para reequilibrar la espalda o para volver a armonizar la silueta y a largo plazo está abocada al fracaso en el tratamiento de las patologías vertebrales, pues la acupuntura incide sobre el dolor muscular, pero evidentemente no sobre la articulación.

Un buen terapeuta manual, tanto si es kinesiterapeuta como osteópata, puede obtener, manualmente, el mismo resultado. Si dispone del tiempo, de la fuerza y la paciencia suficientes para llevar a cabo un tratamiento de digitopuntura (acupuntura sin agujas, mediante la presión de los dedos) en todos los puntos dolorosos y contraídos, llegará a desbloquear los músculos y a desinflamar las partes lesionadas, dejando a su paciente en condiciones de soportar las terapias manuales destinadas a tratar las lesiones. Los tratamientos de este tipo son largos y el terapeuta nunca se toma el tiempo necesario. Son difíciles, por lo que a veces tampoco se atreve a llevarlos a cabo. Por ello, puede que pida a su paciente que reciba algunas sesiones de acupuntura. Y, al igual que el acupuntor no debe dudar en utilizar las terapias manuales en caso de bloqueo articular, también el terapeuta manual debe conocer técnicas susceptibles de ayudar a calmar los dolores de sus pacientes, y la acupuntura es una de ellas. La asociación de terapias es lo que define las buenas terapéuticas y no la guerra de técnicas.

En medicina, el «todo para mí» es una actitud criminal.

La acupuntura nos ofrece a los terapeutas dos ventajas nada despreciables; se sabe que potencia el efecto de los medicamentos, es decir, que aumenta sus efectos, lo cual hace que sean eficaces en dosis menores, algo muy conveniente en el caso de los antiinflamatorios. Al igual que la homeopatía, es una medicina del terreno y de equilibrio, que desarrolla las defensas naturales del organismo, siendo menos vulnerable ante ciertos factores que desencadenan afecciones de la espalda.

Todo parecerían maravillas, si... pudiéramos fiarnos de un título que a veces demuestra auténticas competencias, mientras que otras no quiere decir gran cosa.

Un buen acupuntor es un médico diplomado que a continuación ha realizado tres años de estudios en una escuela de acupuntura y obtenido su diploma. Conozco a algunos, excelentes e incluso notables, que honran esa profesión y cuyos profundos conocimientos científicos, junto con el uso de técnicas milenarias, logran resultados magníficos.

Pero hay otros que, a riesgo de meter a todos los acupuntores en el mismo saco al denunciar a las ovejas negras, son poco cuidadosos, y ésos abundan. Los acupuntores de pacotilla, a menudo instalados en lujosas consultas, que juegan con sus agujas como con fuego, inconscientes de los riesgos a que someten a sus pacientes, indiferentes a todo salvo al importe astronómico de sus visitas. Bien dividido, un apartamento de dimensiones normales puede albergar un asombroso número de cabinas. Una de mis pacientes se encontró, un día muy concurrido, ¡sentada en el mismísimo dormitorio del practicante! Unas cuantas agujas colocadas con prisas, de veinte a treinta minutos de paciencia (para el cliente, no para el acupuntor de pega), buenos días, adiós y hasta la próxima... es un caso frecuente. Diría, incluso, sin temor a equivocarme, que los buenos médicos escasean y que los incapaces son legión.

Así pues, sea prudente y, aunque confíe en la acupuntura, desconfíe de los acupuntores. Elija el suyo con cuidado, trate de informarse, pídale los antecedentes y títulos y obsérvele sin indulgencia. El acupuntor deberá hacerle preguntas y escuchar sus respuestas, sus agujas deben estar esterilizadas antes de cada sesión y no debe dejarle a usted solo durante el tratamiento, ya que las agujas deben ser reactivadas en función de las reacciones del paciente. Y entonces, y sólo entonces, una vez que haya ido a parar a manos de un médico acupuntor competente y que haya comprendido, gracias él, cómo podrá ayudarle y por qué es indispensable utilizar otras técnicas en su caso, habrá usted dado con el camino de la curación.

Fitoterapia

Citaré únicamente de memoria, en este libro dedicado a la espalda, esta "medicina mediante plantas", que también utiliza oligoelementos, metales y sales minerales.

Aplicada de manera científica e inteligente, tras haber efectuado análisis sanguíneos para detectar las carencias y perfilar el tratamiento, la fitoterapia tiene interesantes efectos sobre el metabolismo y el sistema nervioso. Sin los análisis sanguíneos es imposible regular el tratamiento, ni saber qué cantidades precisas pueden administrarse sin peligro. Y no sólo son caros, sino que muy pocos laboratorios son capaces de llevarlos a cabo.

Lo que me intriga, y podría decir que me inquieta, es que son muchos los pacientes que me confiesan que durante años fueron tratados de dolores de espalda repetitivos por grandes fitoterapeutas y que están sorprendidos de no haber obtenido ningún resultado. Lo que me entristece de todo este asunto es que haya terapeutas que pretendan que la fitoterapia puede curar cualquier cosa, e incluso mitigar un bloqueo vertebral o una ciática.

Mesoterapia

Inventada en 1950 por el doctor Pistor, que sigue ejerciendo en la actualidad en París, la mesoterapia es un tratamiento localizado que actúa mediante múltiples inyecciones intradérmicas aplicadas en el lugar donde se halla localizado el dolor. Al utilizar miniagujas de 4 mm, la inyección es menos dolorosa y peligrosa que la infiltración, pues es más superficial. Al estar circunscrita alcanza rápidamente su objetivo y, una de cada dos veces, el paciente queda notablemente aliviado.

Contrariamente a la mayoría de las medicinas alternativas, la mesoterapia adquirió rápidamente una posición de respeto. Se la practica oficialmente en casi una cincuentena de hospitales franceses y se la enseña en la universidad.

La mesoterapia se basa en el uso de las propiedades fisiológicas de la dermis. Esta capa de la piel es sede de una intensa actividad microcirculatoria (arteriolas, vénulas, capilares sanguíneos y linfáticos), hay terminaciones del sistema nervioso central y simpático, y algunas células encargadas de informar al sistema inmunitario acerca de agresiones externas. Está unido al tejido conjuntivo, que permite, por una parte, la circulación de medicamentos inyectados en la dermis, y por otra, su almacenamiento. Según los mesoterapeutas, estas características particulares hacen que los medicamentos inyectados en la dermis tengan una doble acción: inmediata y prolongada.

Los medicamentos utilizados son generalmente la procaína, un potente "antidolor", pero también el yodo, el azufre y, de vez en cuando, algunos extractos vegetales o animales, vitaminas y sales minerales.

Seamos claros: aunque la mesoterapia, tal y como la practica el doctor Pistor, es una terapéutica bien adaptada a la fisiología, muy eficaz en el tratamiento de ciertas patologías (enfermedades infecciosas de nariz, oído y garganta, por ejemplo, trastornos circulatorios o enfermedades reumáticas), lo cierto es que exige de un profundo examen del paciente, de buenos conocimientos médicos y de un instinto de diagnosis muy seguro para la correcta elección y dosificación de los productos.

Pero mira por dónde, bajo la bandera de la mesoterapia se pueden encontrar, junto a grandes practicantes, a grandes embaucadores, y a otros no tan palmarios. Los primeros han hallado una fuente de ingresos inagotable entre las mujeres incrédulas, a las que hacen creer que con unas pocas sesiones (onerosas por cierto), sin esfuerzos y sin régimen alguno, las pequeñas agujas milagrosas conseguirán que se funda su celulitis. Los segundos prometen a desgraciados pacientes hartos de sufrir, no sólo que dejará de dolerles todo –lo que resulta cierto por un tiempo–, sino que se curarán asimismo de todo y cualquier cosa. No tienen la suficiente sabiduría como para dirigir a esos enfermos a terapeutas manuales capaces de tratarlos.

La mesoterapia tiene, ya lo hemos dicho, un buen efecto analgésico, fruto de una regresión del dolor, que provoca –en los dolores de espalda– posturas antálgicas que desencadenan a su vez lesiones adicionales. Sería una tontería privarse de un alivio obtenido con mayor rapidez y menores efectos secundarios que con el uso de antiinflamatorios.

Siempre que se cumplan tres condiciones expresas:

- tras cada sesión de mesoterapia, el paciente debe permanecer en reposo, en un entorno cálido, preferiblemente vendado, durante un mínimo de dos horas.
- a continuación debe –para obtener resultados– hacerse tratar manualmente para soltar y relajar el conjunto de la espalda: la mesoterapia no es más que un tratamiento puntual.
- finalmente deberá seguir un programa de rehabilitación serio, a fin de desbloquear las otras lesiones y adaptar el cuerpo a su curación.

Pero en la práctica raramente ocurre así. Apenas aliviado, mal o no aconsejado por un "médico" que no sabe nada de problemas de espalda, el paciente regresa a su casa encantado de la vida. Tras la segunda sesión, que por lo general tiene lugar al cabo de dos días, vuelve al trabajo como si no hubiera pasado nada.

Pero quince días o un mes más tarde, habrá olvidado las causas profundas, ancladas en su cuerpo –las lesiones secundaria y primaria–, y descuidado el enseñar a su espalda traumatizada cómo revivir normalmente poco a poco.

Para concluir: diría que la mesoterapia es una buena medicina de urgencia. Es la aspirina de la espalda, y eso es un cumplido. Junto con un tratamiento de fondo eficaz, neutraliza el dolor sin efectos secundarios. Así pues, es de gran ayuda para el terapeuta manual, ya que podrá tratar mejor a un paciente menos tenso y con músculos poco contraídos.

Naturopatía

La naturopatía no es una medicina como las demás. Es un método de tratamiento del cuerpo que utiliza medios naturales, y suele echar mano de varias disciplinas –como pueden ser higiene de vida, dietética, deportes, masajes, fitoterapia– con un sólo objetivo: hallar el mejor programa de tratamiento posible para cada paciente.

No existe titulación oficial de naturopatía y por ello cualquiera puede convertirse en naturópata: kinesiterapeutas, enfermeros, osteópatas y homeópatas, capaces de cierta amplitud de miras para aprender, comprender y seguir otros caminos de conocimiento, y que tal vez se tornen lo suficientemente sabios y filósofos, lo suficientemente racionales y sensibles a la vez para tratar de encontrar y hallar las mejores terapéuticas a fin de mejorar el estado de sus pacientes. A un terapeuta manual como yo, la naturopatía aporta una ayuda incomparable a la hora de proporcionar alivio a mis enfermos, reforzar sus defensas inmunitarias y relajar su sistema nervioso.

Terapia del individuo, que adapta al hombre a la naturaleza teniendo en cuenta la naturaleza humana, y que intenta proporcionarle todos los medios para que viva mejor en su entorno, la naturopatía me parece indispensable para que los pacientes salgan de nuestras manos no solamente técnicamente curados, sino equipados adecuadamente para la vida. Pero todavía hemos de poder convencer a esos mismos pacientes de que podemos devolverles la salud y el equilibrio sin medicamentos ni manipulaciones, sin aparatos ni infiltraciones, sino únicamente mediante medios naturales.

Talasoterapia

Al principio, la verdadera talasoterapia utilizaba las virtudes del agua de mar y del clima del litoral para ayudar a los accidentados graves a recuperarse. Algunos institutos –dirigidos por especialistas y que disponían de un personal competente– instalados al borde del mar o del océano, preferiblemente en regiones con un microclima suave y templado, dispensaban cuidados especializados a politraumatizados. Los baños de agua de mar se iban calentando poco a poco para que el paciente se beneficiase de los oligoelementos que contenían y de sus virtudes calmantes sin que se fatigase el sistema cardiovascular. Tras el baño, el paciente reposaba en una habitación a temperatura templada, durante unos cuarenta y cinco minutos, antes de regresar al hotel. Las bañeras con surtidores y remolinos eran inspeccionadas cuidadosamente, las duchas de chorro estaban proscritas –pues traumatizaban la columna– y en las piscinas calientes se nadaba de espaldas, nunca braza. En todo caso, el programa de tratamiento respetaba el ritmo lento de las readaptaciones funcionales.

Y entonces llegó Louison Bobet, que era honrado pero famoso, y los caprichosos del "todo París" invadieron Quiberon, con la esperanza de que en ocho días les devolverían la fuerza y la salud que se empeñaban en echar a perder el resto del año. Y como parecía que se trataba de un mercado jugoso, los centros de talasoterapia empezaron a florecer en todos los centros balnearios. Salud, belleza, forma, adelgazamiento, piel suave y dulces sueños... prometían de todo a cambio de un mínimo de dinero y esfuerzo: el paciente sigue el programa, de un tratamiento a otro, sin hacer preguntas; de todas maneras, es por su bien.

Buscando formar parte del mercado de la espalda, la talasoterapia ha hecho sus pinitos en el tratamiento de las lesiones articulares y musculares. Y, con o sin el beneplácito de la Seguridad Social, la cohorte de aquellos que padecen dolores de espalda hacen sus maletas para dirigirse a playas vivificantes que apenas podrán disfrutar. Para que el asunto sea rentable, hay que hacer números, y para que los números cuadren hay que multiplicar los tratamientos que se ofrecen. Apenas llegado, el paciente pasa una visita en la que se establece su programa diario que le obligará a someterse, tirando por lo bajo, a cuatro o cinco tipos de cuidados, entre los cuales habrán masajes y sesiones de natación.

El agua de mar puede sustituir, en muchos casos, la mano del terapeuta. Sobre todo si usted nada de 30 a 45 minutos cada día: la natación en piscina de agua de mar calentada es una de las mejores medicinas para la espalda, tanto preventiva como curativa, que además proporciona un armonioso efecto de musculación de todo el cuerpo; fortalece el corazón y relaja todo el sistema nervioso.

Si pudiera ofrecerle un consejo, le diría que eligiese con cuidado su centro de talasoterapia. Existen algunos, en Saint-Malo, Roscoff o Granville, dirigidos por médicos que pondrán a su servicio toda su competencia, y que le aconsejarán cómo aprovechar mejor los beneficios del agua de mar.

Curas termales

Los griegos y los romanos conocían los beneficios del termalismo. Caídas en desuso, las curas termales se volvieron a poner de moda en el momento en que se consideró que la naturaleza podía ofrecer bondades, y que la ciencia tenía ciertos inconvenientes. No hace falta demostrar la validez de estas curas. Ponen en funcionamiento sustancias extremadamente complejas, cuyos efectos no pueden reproducirse de forma articial. Al modificar los hábitos de quien se somete a ellas, provocan además una reacción del conjunto del organismo, que se traduce en el plano fisiológico e incluso psicológico. Son, pues, irreemplazables a condición de que sean, a la vez, bien aceptadas y vividas por el paciente, y bien dirigidas por el equipo médico. Es necesario saber que aunque una cura generalmente proporciona una clara mejoría, ello no significa que aporte una cura mágica a la primera tentativa. Por lo general hacen falta dos o tres estancias para que el resultado sea duradero.

Para que una cura termal sea eficaz, no sólo debe el paciente aceptar las reglas y seguirlas por completo, sino que es necesario que todos los médicos y terapeutas encargados de él deban tomarse el tiempo necesario para poder prescribir con precisión los regímenes, ejercicios y precauciones a tener en cuenta, a fin de que el efecto no sea pasajero. Sin un programa serio que se siga al regresar de la cura, los beneficios serán efímeros. Y el paciente, creyendo que le han timado, se negará a volver.

Algunas curas termales tienen una clara incidencia en el tratamiento de los dolores de espalda, sobre todo al atenuar el dolor.

Las indicaciones óptimas del termalismo son:

- traumatismos, sobre todo cuando el rozamiento de dos partes del hueso resquebrajado acaba por provocar desgaste,
- heridas en pacientes que padecen trastornos estáticos, y que presentan un terreno artrósico o preartrósico,
- reumatismos,
- trastornos funcionales.

No obstante, consulte siempre con su médico antes de decidirse por una cura termal.

Granjas de salud

Uno de los desarrollos de las terapias de espalda se halla sin duda en la hidroterapia, por una parte, y en las granjas de salud por otra, muy populares en ciertos países europeos. Generalmente situadas en pleno campo, en lugares tranquilos y al abrigo de toda contaminación, las granjas de salud no gozan de una amplia infraestructura sanitaria. Su objeto es otro: ofrecer algunos días de relajación y descanso a ciudadanos estresados, en el curso de los cuales algunos especialistas establecerán un régimen físico, psicológico y nutricional personalizado que les protegerá –en caso de seguirlo– de las molestias inherentes a la vida que llevan, no siendo la menor de ellas los dolores de espalda.

Es sabido que para algunas personas lo más difícil es desconectar, cortar durante tres días o una semana, romper el ritmo infernal que va del desayuno al acostarse, de la falta de sueño, del nerviosismo continuo. En una granja de salud se está lejos de las preocupaciones cotidianas, de la oficina, de un entorno del que a menudo se está prisionero. Se vive, come y descansa de otra manera. Se aprende a vivir, a comer, a comportarse de otra manera al regresar a la rutina cotidiana, no para cambiar de vida sino para poder seguir viviendo y conservar la salud, la energía, la forma –las formas– y el equilibrio.

4. UNAS GIMNASIAS NO TAN SUAVES

La multiplicación de las patologías de la espalda, que debería haber favorecido el desarrollo de una gimnasia inteligente, concebida desde una óptima médica, fisiológica y anatómicamente elaborada para que cada movimiento condujese a una curación permanente, ha provocado exactamente lo contrario.

Como la moda primaba los músculos, los gimnasios han brotado como setas. Las gimnasias que en ellos se imparten son a veces clásicas, pero lo normal es que hayan sido importadas de los Estados Unidos u otros países.

Quienes no tenían problemas particulares de ese tipo se lanzaron a "muscularse la espalda", una especie de panacea contra los problemas vertebrales. Otros, que ya padecían ciertas molestias, hicieron otro tanto, creyendo a pies juntillas que como los músculos "sostienen" la columna vertebral, entonces, cuanto más sólidos, mejor. Pero, aunque está claro que los músculos atrofiados, flácidos, sin fuerza, son un factor de fragilización de la columna vertebral, los movimientos "falsos", las malas posturas, los ejercicios excesivos, brutales o traumatizantes, son causas mucho más importantes de lesiones articulares. Y esta gimnasia, a la que se consideró como una panacea, se ha convertido con el transcurso de los años en una de las principales causas de nuestros problemas de espalda.

Esos métodos llegados de todos los rincones del mundo, puestos de moda gracias a los medios de información e impartidos por los clubs gimnásticos de todas las poblaciones de Europa, no son todos peligrosos ni estúpidos. Pero como han sido impuestos por no profesionales, sino por estrellas de la pantalla, como en el caso de Jane Fonda y Raquel Welch, han acabado siendo ampliamente seguidos por decenas de miles de adeptos, sin que eso significase que fueran conocidos o estuvieran bien estudiados. Los hombres y mujeres que siguen asiduamente esos cursos no se preocupan de si los "profesores" ataviados con una indumentaria bien ceñida y de vivos colores han recibido la formación que debieran tener para evitar los riesgos de accidente entre su alumnado. A la vista de los resultados yo diría que carecen de ella.

Gimnasia

A tal señor tal honor, y por ello empezaremos con esta gimnasia, la llamada clásica, porque durante generaciones fue la única conocida y practicada. Aburrida y repetitiva, enseñada sin imaginación, conseguía que en la escuela los niños se ausentasen antes que someterse a pasar el tiempo –poco, por otra parte– andando por un tablón o a sentir palpitaciones. La gimnasia de siempre ha cambiado un poco, no mucho, pero a niños y padres continúa sin gustarles.

En tanto que terapeuta no puedo considerarla de la misma manera. Sé que la gimnasia es útil y que el movimiento es un arma antiestrés indispensable en las condiciones en que vivimos. ¿Pero qué gimnasia? Una gimnasia suave y divertida. Pero el término "gimnasia" suele hacer referencia a una disciplina dura y totalmente aburrida.

Es dura porque no está adaptada a organismos dormidos. Cuando fue diseñada, hace varias decenas de años, los hombres seguían moviéndose, caminaban, subían escaleras, y no se pasaban el tiempo sentados tras un escritorio o en el coche, o hundidos en sofás muy hondos y en camas demasiado blandas. Hoy se puede vivir de manera normal sin esforzarse muscularmente. Por ello, el menor movimiento se percibe como algo pesado y difícil de aprender, y por ello es necesario empezar con suavidad, sin forzar, vigilando las torsiones e inclinaciones, por ejemplo, antaño normales y sin ningún riesgo, pero infinitamente traumatizantes para los ciudadanos de principios del siglo XXI.

A todo lo anterior habría que añadir un desconocimiento, comprensible en aquella época, acerca de la estructura esencial de nuestra anatomía: todavía es posible ver practicar sesiones de abdominales permaneciendo tendido en el suelo, con las piernas apenas alzadas, adoptando una postura de tensión traumatizante para la región lumbar, con el riesgo que conlleva de provocar hernias inguinales. Parece muy difícil dar definitivamente la espalda a la estúpida idea según la cual «sin dolor no hay beneficio», que cuanto más se sufre más trabajan los músculos, y que cuanto más duro es mejores resultados se obtienen. Una disciplina concebida para relajar, equilibrar y reforzar, se ha convertido en un combate de fuerza contra el propio cuerpo, de tono agresivo, estresante y doloroso.

Los problemas empiezan en el colegio, donde los niños, agrupados por clases, ejecutan a coro complicados movimientos que les duelen. Para ellos, al cabo de algunos años, la palabra "gimnasia" es sinónimo de trabajos forzados. Eso sin contar que los movimientos susceptibles de convenir perfectamente y al mismo ritmo a cuarenta chiquillos distintos, no existen, al menos que yo sepa. A base de detestar tanto la gimnasia acabarán desconfiando del deporte, lo cual es una pena y una desgracia.

De adultos, algunos se dirán que se equivocaron y se apuntarán a un curso. Pero serán torpes porque nunca habrán aprendido a utilizar su cuerpo, a moverlo, a notarlo existir, a que obedezca. Acudirán al curso seis meses, un año, en dos o tres ocasiones a la semana, por obligación o para amortizar la inscripción. Y luego dejarán de asistir.

Si continúan forzando músculos y articulaciones, sin ayuda ni corrección –en ese tipo de curso que tanto abunda–, sufrirán un poco, luego cada vez más, y al final acabarán en nuestras consultas agotados, desanimados precisamente en los momentos en que, bien al contrario, deberían hacerse cargo de su cuerpo y ayudarle a soportar los primeros ataques del envejecimiento (ver págs. 72-73; Ejercicios peligrosos).

EJERCICIOS PELIGROSOS

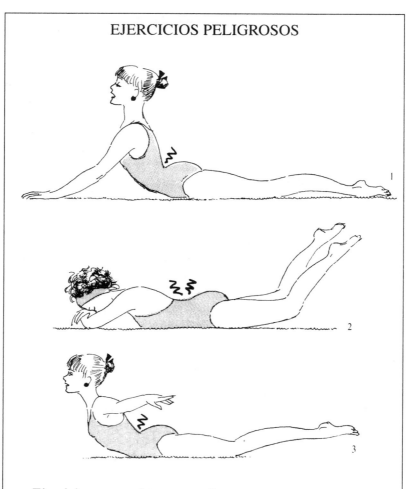

Ejercicios que no hay que realizar:
Tendida sobre el vientre, incorporarse hacia atrás haciendo fuerza con los brazos, y echando la cabeza hacia atrás.

Tendida sobre el vientre, levantar las piernas a más de 20 cm del suelo.

Tendida sobre el vientre, incorporarse demasiado hacia atrás.

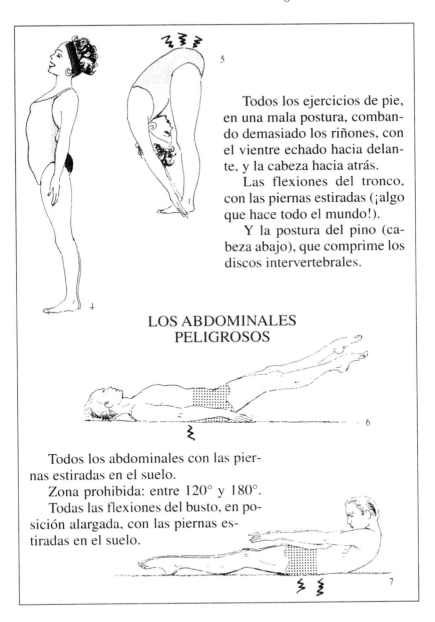

Todos los ejercicios de pie, en una mala postura, combando demasiado los riñones, con el vientre echado hacia delante, y la cabeza hacia atrás.

Las flexiones del tronco, con las piernas estiradas (¡algo que hace todo el mundo!).

Y la postura del pino (cabeza abajo), que comprime los discos intervertebrales.

LOS ABDOMINALES PELIGROSOS

Todos los abdominales con las piernas estiradas en el suelo.

Zona prohibida: entre 120° y 180°.

Todas las flexiones del busto, en posición alargada, con las piernas estiradas en el suelo.

73

Muchos creerán que tienen la culpa de algo, pero se equivocan. He tratado a campeones y a grandes bailarines que, durante años, también se habían "gastado" literalmente en interminables sesiones de entrenamiento y que al llegar a la edad madura padecían dolores dorsales terribles con los que no podían acabar ni las manipulaciones ni la acupuntura.

Por ello puedo afirmar, sin dudarlo, que hay que decir que sí a la gimnasia, sí a la multiplicación de salas que permiten que cada vez más personas puedan practicar lo que me a mi entender es una actividad física indispensable. Pero con algunas condiciones:

No forzarse nunca: si un movimiento le duele, deténgase inmediatamente. Puede que lo esté realizando mal o que su organismo esté cansado y no pueda soportarlo. Su primera preocupación debe ser respetar el cuerpo y sus ritmos de progresión.

Rechace el aburrimiento: una buena gimnasia debe ser sinónimo de relajación, bienestar, de alegría de vivir, incluso de felicidad. El aburrimiento y el exceso no le conducirán más que al desánimo y la fatiga.

Espero poder convencerle con mi gimnasia de la imaginación (ver pág. 161) de que hacer gimnasia puede, en ocasiones, convertirse en una alegría.

Yoga

La moda del yoga desembarcó en Europa al mismo tiempo que la de los hippies, los gurus y los viajes a Goa. Y aunque ahora ya se hable menos de todo ello, ha conservado su aura y decenas de miles de practicantes que esperan tanto la felicidad corporal como la paz del alma.

Es yoga es una disciplina corporal admirable y fuerte... para los indios. Pero nosotros no tenemos la misma morfología que los indios, mucho más longilíneos que nosotros. Y tampoco tenemos la misma cultura, ni la misma comida, ni la misma filosofía, ni el mismo modo de vivir.

La práctica del yoga exige un perfecto conocimiento del propio cuerpo, una armonía total entre lo físico y lo psíquico, un ritmo de vida desacelerado, un dominio de la respiración, y una alimentación que comporta muchas menos grasas y proteínas que la occidental. También hace falta una preparación, y mientras los occidentales se precipitan a practicarlo entre dos citas y en salas más ventiladas, esperando alcanzar el nirvana en una hora, los maestros de yoga se preparan y meditan una o dos horas antes de iniciar una postura o de ejecutar sin accidentes movimientos que, llevados a cabo sin precaución, provocan entre los occidentales traumatismos articulares, ligamentosos, musculares o vasculares. Nuestros músculos, articulaciones y arterias están apretados, congestionados, atascados por una alimentación demasiado copiosa, por ritmos de vida demasiado rápidos y ropa demasiado prieta, y todos esos órganos carecen de la elasticidad necesaria para soportar ejercicios que no sólo agravarán más nuestras tensiones –al forzarlos–, sino que impondrán a músculos y articulaciones posturas nada naturales, y peligrosas, pues deben ejecutarse forzadamente y durante cierto tiempo, además.

A veces, el silencio de la sala, la suavidad de la voz del profesor, la extraña calma que se desprende de la sesión, tienen un efecto calmante. El sujeto saldrá distendido y los ejercicios de respiración tendrán un efecto beneficioso. Pero apenas salga a la calle volverá a toparse con la angustia, el nerviosismo, el ruido y las preocupaciones. Y al igual que nunca fue preparado para entrar en la sesión de yoga, tampoco lo será para volver a afrontar de manera brutal un mundo exterior agresivo. Al estrés de la falta de preparación habrá que añadir la dificultad de una mala readaptación.

No sólo he curado a alumnos, sino también a profesores de yoga. Tras años de práctica regular, una o dos veces a la semana, padecen de las articulaciones de las rodillas y caderas, de las vértebras lumbares y cervicales. Y también –¿no es precisamente lo contrario de lo que buscaban?– de una enorme fatiga muscular y psicológica. Aparentemente, las interminables horas de yoga intensivo no les habían aportado la paz interior.

De todo ello deduzco que para encontrar en el yoga la armonía de cuerpo y espíritu –su teórica finalidad– hay que ser un indio impregnado de la religión y cultura de la India, del modo de vida y del respeto por los ritos que caracterizan a los orientales y que son intransportables a Occidente.

Hervé S., 42 años, monitor de autoescuela en la periferia parisiense, sufre de trastornos neurovegetativos (colitis) desde la infancia y, desde hace muchos años, de dolores persistentes en la nuca, así como de neuralgia cervicobraquial. Un día decidió practicar yoga para tratar de encontrar alivio.

Acudía a casa de un profesor recomendado una vez a la semana, y además practicaba en su casa, dos o tres veces a la semana durante veinte minutos, posturas que le había enseñado el profesor.

Cuando Hervé S. vino a verme, llevaba practicando yoga desde hacía siete años. Lejos de disminuir, sus dolores se habían agravado. Las neuralgias cervicobraquiales, acompañadas de calambres en los brazos y de hormigueo en las manos, eran cada vez más frecuentes.

Al palparle noté que tenía duros los músculos de la espalda, contraídos. Le pedí que dejase de hacer yoga en seguida, sobre todo los ejercicios que hacía en casa: el pino, la cobra, y otros movimientos en hiperextensión especialmente traumáticos.

A la tercer sesión, Hervé S. ya iba mejor. Sus músculos estaban menos duros, y sus dolores de cabeza eran menos violentos. Sigue en tratamiento mientras escribo este libro, y no abandono la esperanza de poderle curar bien pronto.

El método Françoise Mézières

Françoise Mézières fue una gran terapeuta cuyo método fue adoptado, hace algunos años, por numerosos kinesiterapeutas. Según ella, todas las lesiones y desajustes tienen su origen en los músculos posteriores del cuerpo. Así pues, al trabajar tratando de flexibilizar y fortalecer todos los músculos posteriores de piernas, brazos y espalda, conseguiremos aprender a mantenernos erectos sin tensión, condición indispensable para que los órganos y articulaciones recuperen su integridad.

Al igual que muchos de mis colegas de profesión, yo también creí en ese método y lo apliqué. Pero si bien tiene el mérito de llamar la atención de los terapeutas manuales acerca de la importancia de las tensiones posteriores, también padece el defecto de haber descuidado por completo otras causas esenciales de lesiones y desequilibrios. Los plexos, por ejemplo, receptores directos de todos nuestros estreses y emociones, responsables de tensiones anteriores al menos tan graves como las posteriores. Además, los plexos ejercen una influencia capital sobre nuestro psiquismo, los circuitos energéticos y el conjunto del sistema neurovegetativo. Al tratar a mis pacientes me di cuenta de que no obtenía resultados concretos y duraderos si no les trataba los plexos al mismo tiempo que el resto del cuerpo.

El método Françoise Mézières, del que también hay que señalar que es aburrido, desagradable y repetitivo, comporta además otras lagunas, como por ejemplo la dietética. O cómo curar a un paciente sin restablecer las funciones de asimilación-eliminación, o verificar que no exista carencia de calcio, sales minerales y fósforo, tan importante para la constitución ósea.

Estas carencias han marcado los límites de este método. Las tensiones posteriores, eliminadas mediante movimientos muy elaborados, regresaban, pues las tensiones primarias causantes no habían sido tratadas.

Musculación corporal o body-building

La musculación, rebautizada con su nombre norteamericano de *body-building*, tiene sus héroes, como Sylvester Stallone y Arnold Schwarzenegger. Método completo, se practica mediante aparatos y tiende a modelar y desarrollar uno a uno todos los músculos del cuerpo. La musculación es la que "fabrica" esos pectorales, abdominales y trapecios que parecen esculpidos en relieve.

Sin querer parecerse a los ejemplos mencionados, son muchas las personas que prefieren la musculación a la gimnasia y, en cierta manera, es el método más completo y seguro para embellecer y fortalecer el conjunto de la musculatura.

Pero como es difícil y hay que trabajar forzando todo el organismo, debe ser practicado por individuos sanos, en plena forma e, incluso en ese caso, con grandes precauciones.

Si se tienen problemas para estar bien colocado en el espacio, todo movimiento de musculación deteriorará y utilizará la articulación de manera anormal, desencadenando microtraumatismos en la articulación, un derrame sinovial, una tendinitis, una distensión, una lesión ligamentosa o vascular, un debilitamiento o una deshidratación de los discos vertebrales y, a la larga, una artrosis o una artritis generalizadas.

Como exige un esfuerzo importante del sistema cardiovascular, la musculación también implica un riesgo en caso de atrofia cardíaca. Finalmante, el cansancio que genera en los organismos no preparados puede conllevar estados depresivos o aumento de la agresividad.

En una época en que se está mayormente estresado, tenso, contraído, donde existe la necesidad de suavizar, flexibilizar y relajarse incluso antes de iniciar cualquier tratamiento, la musculación, que aumenta las tensiones, es formalmente desaconsejada para la mayoría de las personas. En pocas palabras, no está hecha más que para diletantes, para los aficionados de fin de semana en busca de sensaciones fuertes entre dos cócteles y tres comidas demasiado copiosas.

Sí, es cierto, hoy en día existen máquinas y aparatos armoniosos, poco molestos, capaces de medir el rendimiento y de permitir el progreso sin altibajos. Pero no obstante, se los puede utilizar teniendo claro que entre Rambo y el común de los mortales existen ciertas diferencias de talla y peso.

La trampa de la musculación es la euforia que se apodera de los fanáticos del entrenamiento, víctimas de una hiperventilación cuyos síntomas son parecidos a los del mal de altura o la borrachera de los submarinistas. Al llegar a un cierto punto, el esfuerzo requiere más esfuerzo, desaparecen los miedos, la pasión de la proeza anula el juicio, la máquina se concentra sobre sí misma, demasiado deprisa para unos músculos que se crispan, la sangre que enloquece y el corazón que se dispara. Si se para, los órganos se atrofian y se recubren de grasa.

Si no obstante siente el deseo y el valor de probar, respete algunas reglas sencillas que le protegerán:

Antes de decidirse pida consejo a un buen terapeuta: éste podrá decirle si será capaz de soportarlo. Y si quiere dedicarse a fondo, lo más conveniente es consultar al médico y pasar por unas pruebas de esfuerzo.

Al principio lo mejor es trabajar con un profesor, que podrá mostrarle lo que hay que hacer y la posición correcta al trabajar con aparatos. Le diseñará un programa progresivo, teniendo en cuenta sus posibilidades.

Y finalmente, no olvide que una buena sesión de musculación comporta veinte minutos de calentamiento preliminar, veinte minutos de trabajo con aparatos y diez minutos de descanso y relajación.

Personalmente, siempre prefiero un cuerpo flexible a un cuerpo con músculos tiesos.

Estiramientos (stretching)

Importado de los Estados Unidos y bautizado con un nombre que en inglés significa estirarse o tenderse, el *stretching* es un método que utiliza técnicas de estiramientos. Al desperezarnos por la mañana en la cama o al levantar los brazos para relajarnos cuando estamos cansados, estamos practicando *stretching*.

Basado en movimientos instintivos que se aprende a descomponer y realizar de manera consciente, sincronizándolos con una respiración profunda, este método no comporta absolutamente ningún peligro. Ayuda a fortalecer el sistema cardiovascular, a flexibilizar las arterias y a corregir las malas posturas. Sobre todo es una gimnasia maravillosa, que puede practicarse a todas las edades y que proporciona una enorme relajación psicológica.

Pero, como todo método, sea cual sea, requiere una práctica progresiva, sin forzarse, a la escucha de las necesidades del propio cuerpo.

Aeróbic

El aeróbic no es lo que se cree, y sobre todo ningún tipo de gimnasia descabellada como parece cuando sale por televisión. Se trata de un extraordinario método de puesta a punto creado en Estados Unidos por el doctor Cooper, de quien le aconsejo que lea el libro *Oxygène à la carte*, y que en principio fue creado para el ejército, que buscaba un programa de gimnasia para los *marines*. A pesar de sus comienzos militares, el aeróbic, tal y como fue concebido, podría convenir a todo el mundo. Basado sobre un trabajo de resistencia al aire libre, reposa sobre recorridos que también pueden realizarse al andar, correr, nadar o pedalear, siempre que se mantenga el mismo ritmo cardíaco, sin sofocos ni fatiga. Al cabo de dos o tres meses, cuando se puede continuar durante más de cuarenta y cinco minutos a buen ritmo dos o tres veces a la semana, se empieza con la gimnasia aeróbica, compuesta de movimientos rápidos y perfectamente sincronizados, donde la respiración, que debe ser perfectamente controlada, juega un papel primordial. A partir de entonces se alternan ambas técnicas, de manera que se hace trabajar al corazón, tanto en aguante como en resistencia.

La idea parecía, pues, excelente, los *marines* norteamericanos le sacaron mucho provecho, pero el método ha fracasado a fuerza de ser degradado, incluso parcialmente, pues se han olvidado de una de las mitades del programa. Las personas acudieron de buena gana a unas salas sin aire, con música desenfrenada y sin preparación para realizar los ejercicios de aguante y resistencia que se les proponía, presas de la neurosis de la buena forma y estimulados por la mediatización del fenómeno. Pero todo se vino abajo. *Los accidentes debidos al aeróbic fueron —y son, pues, aunque no se habla ya tanto de ello, se sigue practicando— no sólo innumerables, sino los más graves jamás provocados por un método gimnástico.* Por poner sólo unos ejemplos: fatiga, nerviosismo, esfuerzo excesivo, síncopes, crisis cardíacas, desgaste anormal de los discos vertebrales, lesiones en los riñones, lumbagos, destrucción de la columna vertebral, envejecimiento prematuro del organismo, aumento de peso, aumento de la celulitis, deshidratación, desmineralización... Y no exagero. Simplemente me sabe mal que esos locos furiosos y maniáticos de la forma que se dicen profesores de aeróbic sigan encontrando clientes a estas alturas... que, mira por dónde, se convertirán en los nuestros antes de haberse adaptado al ritmo.

5. PRINCIPALES CAUSAS DEL DOLOR DE ESPALDA

Son múltiples las razones para padecer dolor de espalda, que ahora repasaremos en detalle. Pero hay tres que hacen que un dolor temporal y curable pase a convertirse en uno repetitivo y crónico, que se arrastrará toda la vida como si fuese una enfermedad.

La inconsciencia de los pacientes

Primero está la inconsciencia de los pacientes, dispuestos a consultar a tantos médicos como haga falta para dar con un remedio que les cure en seguida a través de la magia de una técnica o de un medicamento, sin tomar ninguna de las precauciones que se imponen. Los mismos a los que les parece normal guardar cama cuando tienen fiebre o someterse a tratamientos contra la diabetes o los reumatismos, son los que no quieren dedicar ni un minuto de su tiempo a cuidarse la columna vertebral cuando sienten un poco de color. Pídales que se pongan un corsé vertebral y ponen el grito en el cielo. Cuando se les aconseja una semana de reposo, vuelven al trabajo, burlándose de las consecuencias de su ligereza. O por el contrario, se inmovilizan al sentir el mínimo dolor. El dolor de espalda es una de las principales causas de absentismo laboral prolongado.

Para los kinesiterapeutas convencionales, representa el treinta por ciento de las prescripciones de reeducación.

Un traumatismo vertebral siempre va acompañado de otros traumatismos, inidentificables en las radiografías u otros exámenes. En casos de inflamación, edema, ruptura de venillas, vasos capilares o ligamentos distendidos, sólo el reposo semiactivo permitirá la reabsorción sin provocar otras lesiones. Y veremos que una curación sin dificultades o, por el contrario, una agravación, instalación y cronicización de la patología, depende de los primeros días, incluso de los primeros momentos que siguen a un golpe o accidente.

La falta de información o... de valor

Una espalda se trata, se cura y se cuida. Tanto si se ha sido víctima de un accidente o de microtraumatismos repetidos, quienes tienen dolor de espalda son frágiles.

Hacerles creer que por el hecho de haber salido de una crisis todo se ha arreglado, es una mentira y una cobardía por parte de los terapeutas. Imaginar que una espalda traumatizada se recupera con algunas sesiones de terapia manual, sin ninguna precaución ni movimientos de gimnasia que se practiquen de manera regular, revela una inconsciencia que da paso a problemas ulteriores bastante más graves que los que se creían curar.

Por desgracia, son demasiados los terapeutas que olvidan enseñar a sus pacientes un programa de mínimos que mantendría su espalda en buen estado durante años. Y demasiados también los pacientes que prefieren aprovechar la terapia sin hacer esfuerzo alguno –al menos eso creen ellos– y recaen en sus errores pasados. No obstante, en los hospitales se hacen grandes esfuerzos desde hace poco para informar al paciente (conferencias, reparto de documentación, etc.) de los medios con los que prevenir las afecciones de la espalda y de las articulaciones en general.

Los malos tratamientos

Finalmente, y creo que es la conclusión que puede extraerse de este primer capítulo, una gran cantidad de patologías de la espalda

están creadas, provocadas y agravadas en el estadio de preexisten-
cia, por los malos tratamientos a los que se ha sometido la columna
vertebral.

Es cierto que en esta época en la que vivimos no nos movemos
demasiado, que tenemos malas posturas, que hacemos poco ejercicio, y estos factores de debilitamiento de la estructura vertebral y
del aparato muscular afectan a una gran parte de nuestros contemporáneos. Pero también es cierto que también existen verdugos de la
espalda, patentados, conocidos, técnicas peligrosas, gimnasias ase-
sinas y doctores Jekyll de la vertebroterapia, responsables en grados
diversos de lo que se ha venido en denominar, tal vez con demasiada alegría, el mal del siglo.

Sea cual sea el tratamiento o el método, las causas son siempre
las mismas. Primero la brutalidad, la precipitación, el forzar, la vio-
lencia, el exceso generador de lesiones ínfimas o más importantes
que, de reacción en reacción en cadena, acaban provocando bloqueos
discapacitantes. Un movimiento demasiado forzado, una manipulación brutal, una gimnasia excesiva son ejemplos palmarios.

Y a todo ello añadiré las terapias con fines lucrativos, los tratamientos concebidos como viajes de larga duración destinados a que
entre el dinero con regularidad en las cajas registradoras de institutos más comerciales que médicos.

Si ha aprendido a evitar las trampas, habrá recorrido la mitad del
camino que le separa de la curación.

La otra mitad consiste en saber elegir un buen terapeuta y un tratamiento adecuado. Es menos difícil de lo que parece. El médico que le
trata es el más competente para dirigirle a un buen terapeuta manual.

Investigue la o las causas de su dolor de espalda

Estas tablas le ayudarán a determinar los riesgos que se ciernen
sobre la estática o la dinámica de su espalda. Este trabajo de investigación personal indispensable acerca de la causa de su dolor de
espalda aumenta considerablemente las posibilidades de curación.
Los factores puestos de relieve pueden ser únicos o estar combinados.
Señale las causas que le conciernen y que reaparecen regularmente.

POSTURAS	
Sentada	• Posiciones: mantenida largo tiempo, deformada, curvada, incómoda, con torsión a un lado, piernas cruzadas
De pie	• Posición: mantenida largo tiempo • Hiperlordosis (vientre hacia delante) • Hipercifosis (espalda redondeada)
De rodillas	• Posición mantenida largo tiempo
Alargada	• Posición sobre el vientre
Incapacidad de visualizar el propio cuerpo en el espacio	

GESTOS	
En el trabajo	• Posturas forzadas que cansan, curvadas, en extensión o hipertensión, en torsión, incómodas
En casa	• Posturas mantenidas durante demasiado tiempo
Al realizar tareas: bricolaje, limpieza, pasatiempos, etc.	• Gestos excesivos o violentos, movimientos en falso, esfuerzos para levantar, tirar de o empujar un objeto, un mueble, una maleta, etc., un niño, una persona mayor o impedida, etc. ▶

▶ Al practicar gimnasia, yoga, danza, musculación, etc.	• Práctica incorrecta de una actividad
Estimación incorrecta de los límites del uso del propio cuerpo	

FACTORES FÍSICOS	
Afecciones articulares	• Bóveda plantar, tobillos, rodillas, caderas, hombros, etc.
Afecciones del cuerpo	• Posiciones fuera de lo normal: pierna más corta, hombro más alto, etc.
Afecciones musculares	• Curvaturas, elongación, distensión, insuficiencia abdominal, etc.
Trastornos o alteraciones del cuerpo	• Aumento o pérdida de peso • Delgadez, obesidad • Gordura • Osteoporosis • Reumatismos: artrosis, artritis
Cambio de trabajo	• Alteraciones del ritmo de trabajo (demasiado rápido o lento) • Cambio de intensidad • Ausencia de pausa o de preparación • Repetición de un gesto • Agotamiento • Sedentarismo, etc.

FACTORES FÍSICOS	
Vida afectiva	• Timidez • Nerviosismo • Estado depresivo • Estado conflictivo • Duelo • Anorexia mental
Actividad profesional	• Exceso de estrés • Esfuerzo excesivo • Malestar conflictivo • Cese de la actividad (paro o jubilación)
Actividad deportiva	• Deseo exacerbado de rendimiento • Hiperactividad deportiva (los "tarzanes" domingueros)

FACTORES EXTERNOS	
En casa	• Fregadero, tabla de planchar y escritorio mal adaptados • Sofá demasiado usado • Cama demasiado blanda, almohadas demasiado voluminosas, hacer la cama • Cuarto de baño mal equipado, suelo resbaladizo • Escalera empinada y peligrosa • Mala iluminación, etc. ▶

▶	
En el trabajo	• Puesto de trabajo mal adaptado: altura, inclinación, iluminación insuficiente. • Asiento giratorio, asiento demasiado duro o blando • Alteración de la disposición del puesto de trabajo • Herramientas mal adaptadas • Cargas demasiado pesadas • Manipulaciones peligrosas, etc.
En el coche	• Mala regulación del asiento del conductor: respaldo, reposacabezas • Amortiguación defectuosa • Vibraciones del vehículo • Corrientes de aire: techo deslizante, cristales bajados, etc.
Al hacer la compra	• Bolsas demasiado pesadas para llevarlas a mano • Permanecer de pie haciendo cola, patalear mientras se espera turno, etc.
Al hacer bricolaje	• Escabel o escalera mal regulados o en mal estado • Herramientas mal adaptadas • Manipulaciones peligrosas
Al practicar deporte	• Mala adaptación del material: bicicleta, aparato de musculación... • Raqueta demasiado pesada. • Indumentaria mal adaptada: casco pesado, ropa demasiado ajustada, etc.

Parte II:

CURAR LA ESPALDA

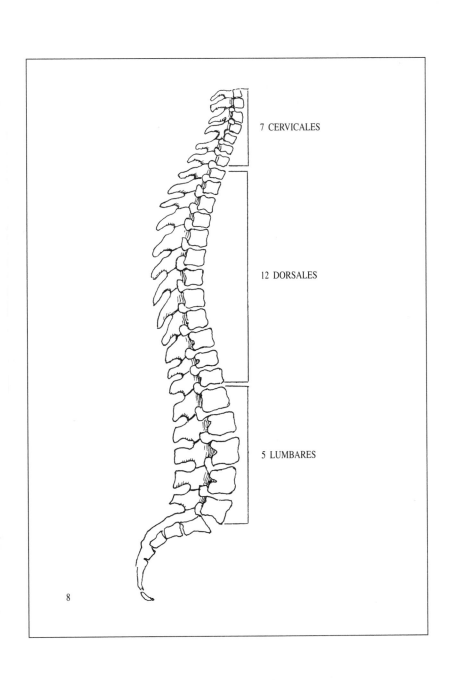

7 CERVICALES

12 DORSALES

5 LUMBARES

8

1. POR QUÉ DUELE LA ESPALDA

Armazón del cuerpo humano, pieza maestra del esqueleto, la columna vertebral cuenta con una mecánica extraordinaria, fuerte y sensible, sólida y flexible a la vez, cuyos elementos son autónomos y solidarios al mismo tiempo, investidos de funciones propias e indispensables para el buen funcionamiento del conjunto.

Compuesta de pequeños elementos óseos yuxtapuestos sostiene el conjunto del cuerpo y por ello sufre constantemente tensiones que obligan a esfuerzos importantes. Desde la base del cráneo hasta la pelvis, las veinticuatro vértebras –siete cervicales, doce dorsales y cinco lumbares– además del sacro y el coxis, conforman una arquitectura compleja, y la extrema fragilidad de ciertos elementos explica la frecuencia de las patologías de la espalda.

El cuerpo de las vértebras, formado por un núcleo de tejido esponjoso, protege la médula espinal, lugar de paso de los nervios que comunican el cerebro con el resto del cuerpo. En este tejido muy vascularizado se fabrica más de la mitad de los glóbulos sanguíneos. Las vértebras están a su vez unidas entre sí tanto por las apófisis articulares como por los cuerpos vertebrales, articulados entre sí mediante los discos intervertebrales, a la vez amortiguadores y distribuidores de presiones. Cuanto más grueso es el disco, mayor la amplitud de movimientos que permite.

En teoría, el disco permite movimientos de los cuerpos vertebrales en todos los planos, y el papel de las apófisis articulares es seleccionar los movimientos más útiles. Así, por ejemplo, el raquis cervical está especializado en la flexión-extensión (100°) y la rotación axial

(90° de cada lado), el raquis dorsal puede efectuar una rotación importante (90° de cada lado), y el raquis lumbar alcanza un ángulo de 70° de flexión-extensión.

Evidentemente, la columna vertebral está encerrada en una apretada red de músculos, ligamentos y vasos cuya integridad es asimismo indispensable para garantizarle una amplitud de movimientos normal.

Sin entrar en detalles anatómicos complicados, está claro que una mecánica tan complicada puede estar sujeta a múltiples apremios en los que cada uno, con una incidencia traumatizante sobre uno o varios de los elementos de la columna vertebral, corre el riesgo de causar dolor o desestabilizar el conjunto.

La columna vertebral puede verse afectada por graves patologías orgánicas que requieren la intervención de especialistas y terapéuticas apropiadas y científicamente organizadas.

Además, son innumerables las afecciones que pueden provocar dolor a nivel de la columna. Se las suele agrupar, a falta de algo mejor, bajo el término genérico de "males de la espalda", que intenta expresar más sus efectos que sus causas, que, como veremos, es necesario conocer y distinguir, para evitar convertirse en una de esas personas discapacitadas de la espalda, que cada vez son más numerosas.

Entre las causas de las patologías vertebrales, algunas son evidentes y otras solapadas. Las hay violentas y mínimas pero repetitivas.

En todo caso se las puede clasificar en diez grandes familias causales, diez responsables principales, por efecto directo o indirecto. Las que más se observan son:

- golpes físicos o traumatismos importantes
- microtraumatismos repetidos
- trastornos psicológicos
- malas posturas
- manipulaciones
- aumento de peso
- delgadez
- la espalda de las mujeres embarazadas

– reumatismos

– osteoporosis

Golpes físicos y traumatismos importantes

El traumatismo, violento y brutal, es la causa más evidente, y aparentemente la más simple, de un problema vertebral, sea cual fuere su localización.

Los ejemplos abundan: accidentes (de coche, moto, deportivos...), caídas, choques, golpes... Todos ellos sacuden la columna, y además también los músculos, ligamentos, tejidos y vasos sanguíneos cercanos. Todo golpe físico es un traumatismo brutal que se siente violentamente en el momento y que por tanto no se puede ignorar. Lo cual es a la vez ventaja e inconveniente. Ventaja porque un miedo saludable puede hacer que busquemos atención inmediata y no descuidemos sus posibles consecuencias. Inconveniente porque la rudeza del golpe hace olvidar las lesiones anexas, menos dolorosas y evidentes, y que serán causa de dificultades difíciles de superar, pues con el tiempo uno se olvida de cuál fue el verdadero origen del problema.

El choque más banal es –a pesar de su aparente insignificancia– el mejor ejemplo posible acerca de las reacciones en cadena que se producen, sin que se tenga conciencia de ello, en un organismo sometido a un golpe físico.

Tomemos como ejemplo el que puede parecer el más tonto: en el momento en que nos vamos a sentar, alguien quita la silla y nos caemos al suelo. Nos haremos daño, pues sufriremos compresiones articulares, ligamentosas, musculares y vasculares, todas a la vez. Además nos habremos dado un buen golpe, que junto con su cortejo de traumatismos, inflamaciones y estrés físico de todo tipo constituye lo que se denomina *lesión primaria*, y que podría traducirse como aquello que duele allí donde duele.

Como el golpe ha sido soportable y no nos ha causado ninguna fractura, nos levantamos. Pero para permitirnos ese sencillo gesto es necesaria la intervención de otras articulaciones, que deben sobrepasar su papel natural. También se desencadenan sistemas de resistencia frente al dolor; ligamentos, que no tienen esa función, que empiezan a funcionar para aliviar a los que han sido dañados. Es decir, el cuerpo se adapta al golpe, y todas estas adaptaciones a una situación anormal crean lo que se conoce como *lesión secundaria*.

Como la naturaleza hace las cosas básicamente bien, la lesión primaria suele curarse por sí misma. Como el dolor se convierte en el mejor consejero, uno tiende a cuidarse durante todo el período en que se padecen los efectos del traumatismo. La inflamación va disminuyendo poco a poco, los edemas se reabsorben, la circulación se restablece, las articulaciones vuelven a funcionar y todo el sistema recupera el orden. Si continuamos sufriendo dolores, o si el golpe ha sido especialmente importante, acabaremos consultando a un terapeuta manual que nos tratará y curará sin secuelas.

Pero a menudo, sobre todo cuando se es joven, uno se olvida de un accidente que parecía banal: «No ha sido nada, ya se me pasará». No se toma ninguna precaución, excepto apretar los dientes cuando se siente dolor. En este caso lo que suele ocurrir es que la lesión primaria –apenas o mal curada– se aposenta y permanece. El movimiento fisiológico normal de una articulación (o varias) sigue bloqueado, los ligamentos se ven impedidos en la realización de sus funciones y tiene lugar una perturbación del movimiento, con rigideces y contracturas. A fin de permitirnos seguir caminando y movernos, hay articulaciones, músculos, vasos sanguíneos, ligamentos y tendones que dejan de trabajar, y así es como se crea y afianza una lesión secundaria de adaptación.

Por desgracia, esta adaptación siempre es aproximativa. Ninguna parte del cuerpo puede sustituir a otra sin perjuicio. Y esta "adaptación" constituye por sí misma el origen de otros traumatismos que implicarán a su vez otras adaptaciones, conformado a la larga una *lesión terciaria* de adaptación definitiva.

En nuestro ejemplo, una caída sobre el coxis (lesión primaria) repercute a nivel de la espalda (lesión secundaria) y después en las vértebras cervicales (lesión terciaria), engendrando por ejemplo dolores de cabeza cuyo origen le será muy difícil identificar a un terapeuta.

Por tanto, resulta indispensable, aunque es muy difícil ya que se ha asentado y olvidado ya hace diez o veinte años, identificar esta lesión primaria a fin de poder cuidar a un paciente cuyo dolor no manifiesta más que la lesión terciaria de adaptación.

Los fracasos en los tratamientos de las patologías de la espalda se explican en un 90% por la falta de conciencia y de paciencia que lleva a los terapeutas a tratar el dolor evidente, que no es más que una manifestación, sin investigar las causas originales, fuente de las lesiones actuales. Por tanto, si no se trata primero el traumatismo causante, el dolor permanecerá indefinidamente.

El tiempo para obtener la curación de la lesión primaria –una vez identificada y detectada– dependerá de lo antigua y afianzada que esté, pues el organismo deberá adaptarse a esta curación pagando un precio elevado en términos de fatiga y, en ocasiones, de aumento del dolor durante las tres o cuatro primeras sesiones de tratamiento. Son muchos los enfermos que, por falta de información o simple negligencia, no se toman el tiempo necesario para realizar la convalecencia, rechazando permanecer tendidos, descansar o simplemente cuidarse. Entonces se crean nuevas lesiones de adaptación a los cuidados terapéuticos, que a su vez provocan dolores.

No puede obtenerse ningún tipo de curación definitiva sin que el terapeuta tenga claro que un síntoma no es más que el primer eslabón de una cadena inscrita en la historia del paciente, y que habrá que remontarla pacientemente para descubrir el primer traumatismo, el inicial, a fin de tratar una a una todas las lesiones. De igual manera, ningún enfermo puede esperar reanudar una vida del todo normal si no respeta los ritmos y modos de adaptación de su organismo a toda situación nueva.

Los microtraumatismos repetidos

Algunas actitudes, malas posturas adquiridas a través de la costumbre o gestos antinaturales relacionados con una actividad profesional se convierten en el eje de una articulación, provocando lesiones –mínimas pero permanentes– articulares, discales, ligamentosas, musculares y vasculares.

Abundan los ejemplos de posturas que de manera insidiosa, un día tras otro, violentan una vértebra o articulación, perturbando así su entorno.

El síndrome de la secretaria

Sentada durante horas enteras frente a su máquina o el teclado de su ordenador, desconoce la altura y posición exactas de la mesa y el teclado que más convienen a su morfología. El que una esté demasiado baja y el otro un poco alejado provocará que se incline instintivamente, curvando la espalda ligeramente hacia delante. Ello producirá una tensión permanente y una fatiga anormal en toda la espalda. Las pequeñas sacudidas producidas por el golpeteo constante de los dedos sobre el teclado, la inclinación de la cabeza para sostener el auricular del teléfono fijo o el inalámbrico sobre la concavidad del cuello y los hombros, provocarán calambres a la altura de los músculos de la nuca o del cuello y problemas vasculares generadores de cervicalgias de difícil tratamiento. La mala vascularización es un factor desencadenante de artrosis. Si la situación se prolonga, las consecuencias de una simple postura inadaptada se dejarán notar en las dorsales y cervicales, traduciéndose en tortícolis, nuca inflamada y dolorida, dolor de cabeza, entumecimiento de los brazos y hormigueo en los dedos.

El calambre del escritor

El síntoma que así se denomina también puede aplicarse a todos aquellos que, debido a su trabajo, escriben mucho y a menudo, inclinados sobre las hojas y con los dedos apretando el bolígrafo. Contables, escribientes y algunos enseñantes forman parte de este colectivo. El agarrotamiento de los músculos de la mano implica el de los músculos del antebrazo, del brazo, del hombro, de la nuca y, finalmente, una fatiga de las vértebras dorsales y lumbares que se traduce en puntos dolorosos.

Lumbago de conductores y amas de casa

El agricultor al volante de su tractor, el chófer, el representante o el camionero, siempre al volante de su vehículo, absorbiendo las sacudidas de la carretera, sufren una contracción de todos los músculos de la espalda.

La inflamación implica una mala vascularización, una deshidratación y un aplastamiento de los discos intervertebrales, origen de violentos dolores lumbares que se transforman en lumbagos y ciáticas que se repiten, a menudo acompañados de dolores de cabeza.

Las amas de casa y las mujeres de la limpieza, siempre dobladas para limpiar o planchar, y también inclinadas sobre fregaderos o una cazuela, se resienten de los mismos síntomas, debidos en esta ocasión no a sacudidas múltiples sino a posturas mantenidas durante mucho tiempo, forzando una elongación de los músculos.

El desgaste y la deshidratación de los discos vertebrales de los trabajadores manuales

Existen todo tipo de trabajadores manuales, pero tanto si son obreros, jardineros, dentistas, peluqueros, músicos, electricistas, kinesiterapeutas o carpinteros, tienen en común el trabajar adoptando posturas que le hacen mantener falsos equilibrios, inclinados, en torsión, estirados, y siempre realizando actividades forzadas que implican un desgaste anormal del disco intervertebral, que poco a poco pierde su papel amortiguador. A veces, al envejecer, o a fuerza de agresiones, se desgarra el anillo fibroso del disco, dejando escapar un poco de la substancia gelatinosa que hay en su centro. En el peor de los casos se crea una hernia discal, patología muy dolorosa e incapacitante.

La espalda envejecida de los deportistas

Contrariamente a lo que suele creerse, el deporte no es ninguna panacea. Practicado sin excesos, con placer, un deporte que gusta no tiene más que efectos beneficiosos. Pero un entrenamiento exagerado, sesiones demasiado largas en las que siempre se intenta forzar la propia naturaleza a fin de realizar una proeza, la práctica intensiva de actividades que desgastan el cuerpo y los músculos, y fatigan el sistema cardiovascular, obligan al deportista de alto nivel a echar mano de sus reservas. Y eso provoca carencias, sobre todo de vitaminas y sales minerales. Se dañan los tejidos. Y he visto a campeones de veinticinco años cuyo organismo prematuramente envejecido habría podido pertenecer a un hombre de cuarenta.

Y claro está, su espalda, constantemente forzada, también se veía aquejada de lo mismo. Y los huesos y articulaciones, debilitados a lo largo de años de esfuerzos intensivos, cedían en pleno esfuerzo, en medio de competiciones que creían haber preparado bien. En los corredores se dan fracturas diafisarias de la tibia y el peroné, pues los músculos posteriores, contraídos, disminuían la movilidad de la columna vertebral; fisuras de disco, hernias discales... muchos y frecuentes accidentes que una preparación armoniosa hubiera podido evitar fácilmente.

El deportista ocasional (de fin de semana o de vacaciones) también está expuesto a estos males. Suele llevar a cabo esfuerzos sin haber realizado un precalentamiento o entrenamiento previos. Su falta de experiencia le vuelve torpe y le pone rígido, haciendo movimientos demasiado forzados o violentos, exponiéndose a microtraumatismos repetidos de la columna vertebral y las articulaciones (rodillas, codos, hombros...) y a una fatiga muscular y ligamentosa incapacitadora, debido al esfuerzo a que se somete al organismo. En estos casos suelen ser corrientes los bloqueos y agujetas del lunes por la mañana, la tortícolis, la ciática y el lumbago, que aparecen al segundo día de estar de vacaciones.

Una causa frecuente de los dolores de espalda: la deshidratación del disco intervertebral

Para que la articulación vertebral conserve su flexibilidad resulta esencial preservar la hidratación del núcleo pulposo, compuesto, como ya hemos visto, en su mayor parte de agua. No obstante, son muchos los factores que pueden converger, provocando una deshidratación más o menos importante del disco, cuya consecuencia serán lesiones y dolores importantes.

Por ejemplo, sólo con el peso del cuerpo en posición erguida, el agua de la substancia gelatinosa del núcleo se dirige hacia el centro de los cuerpos vertebrales. Tras permanecer mucho tiempo de pie, y generalmente al final de la jornada, el disco habrá perdido espesor. Una persona normal pierde de esta manera hasta 2 cm de altura entre la mañana y la noche.

A la inversa, por la noche, cuando el cuerpo y los músculos están en reposo, el agua vuelve de los cuerpos vertebrales al núcleo del disco, que recupera su espesor normal. Por eso se es más alto por la mañana que por la noche.

Y también por eso es más conveniente hacer por la noche –a partir de las siete– movimientos de estiramiento y evitar los de musculación, llevar cargas pesadas, todo tipo de gimnasias y posturas de yoga forzadas y, de manera general, todo esfuerzo excesivo.

Si el disco está sometido a presiones importantes repetidas, éste no tiene tiempo de "recuperar" su grosor normal. Se atrofia, envejece prematuramente y aparecen lesiones a menudo dolorosas (lumbago, ciática, dorsalgia, cervicalgia).

Mi método de la imaginación no tiene otro objeto que favorecer la hidratación del disco, previniendo su envejecimiento.

El disco intervertebral, situado entre los cuerpos de dos vértebras adyacentes, consta de dos partes:

— una parte central: el núcleo pulposo, una substancia gelatinosa transparente compuesta de agua en un 88 %.
— una parte periférica: el anillo fibroso, constituido por una sucesión de láminas fibrosas concéntricas.

UN DISCO INTERVERTEBRAL

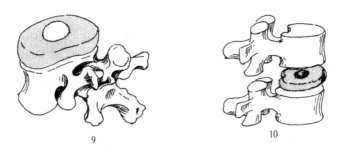

9   10

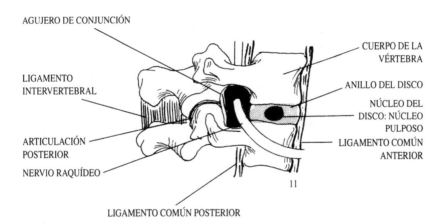

AGUJERO DE CONJUNCIÓN

CUERPO DE LA VÉRTEBRA

LIGAMENTO INTERVERTEBRAL

ANILLO DEL DISCO

NÚCLEO DEL DISCO: NÚCLEO PULPOSO

ARTICULACIÓN POSTERIOR

LIGAMENTO COMÚN ANTERIOR

NERVIO RAQUÍDEO

11

LIGAMENTO COMÚN POSTERIOR

Este anillo conforma un verdadero tejido de fibras que, en las personas jóvenes, impide que se escape la substancia del núcleo (9, 10, 11).

1. Las reacciones del disco intervertebral a las presiones o cargas ejercidas sobre él verticalmente. Los efectos son más importantes cuanto más cerca del sacro, pues el peso del cuerpo que soporta aumenta de arriba abajo (12, 13).

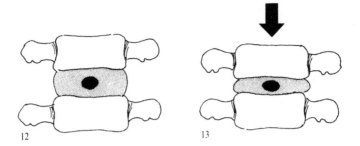

2. El grosor del disco no es siempre el mismo; de los 9 mm a nivel del raquis lumbar, disminuye hasta 5 mm a nivel dorsal y a 3 mm entre las cervicales. Cuanto más alto es el disco con respecto a la altura del cuerpo vertebral, mayor es la movilidad del segmento considerado.

3. El disco no se comporta de la misma manera y depende del eje de los movimientos a los que se le somete. Cuando se le imprime un esfuerzo de *elongación* vertical hacia arriba y abajo a la vez, disminuye la presión en el interior del núcleo, se separan los cuerpos de las vértebras y, si existe hernia, ésta a veces puede reintegrar el núcleo. Mi método de la imaginación se basa en este principio (14).

4. Cuando se le imprime un esfuerzo de *compresión*, de abajo arriba y de arriba abajo, el disco se aparta, se alarga y aumenta la tensión de las fibras (15, 16, 17).

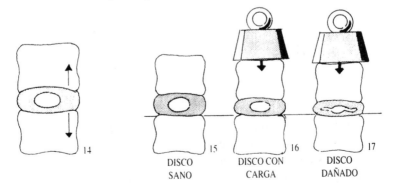

DISCO
SANO

DISCO CON
CARGA

DISCO
DAÑADO

5. En los movimientos de *extensión*, la vértebra superior retrocede, y el núcleo se ve impelido hacia delante. Para ello se apoya en las fibras anteriores del anillo, aumentando la tensión, lo que tiende a devolver a la vértebra superior a su posición inicial (18, 19).

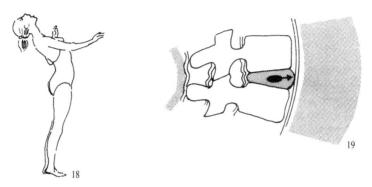

6. En el caso de *flexión*, la vértebra superior se desliza hacia delante y disminuye el espacio intervertebral cercano al reborde anterior. El núcleo se ve así obligado a retroceder, apoyándose en las fibras posteriores del anillo, aumentando la tensión de éste (20 y 21).

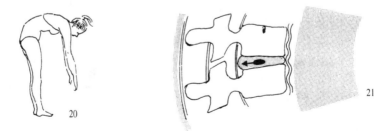

7. En los movimientos de *rotación* se ve cómo estiran las fibras oblicuas del anillo opuestas al sentido del movimiento. El núcleo es comprimido con fuerza y aumenta su presión interna proporcionalmente al grado de rotación.

8. Por todo ello es fácil comprender que un movimiento que asocia flexión y rotación tiende a desgarrar el anillo fibroso y al mismo tiempo –al aumentar la presión– a hacer retroceder el núcleo hasta provocar en ocasiones una hernia discal.

Las gimnasias forzadas como el aeróbic, algunas posturas del yoga, la danza clásica o moderna y los deportes violentos obtienen los mismos resultados (22, 23, 24, 25).

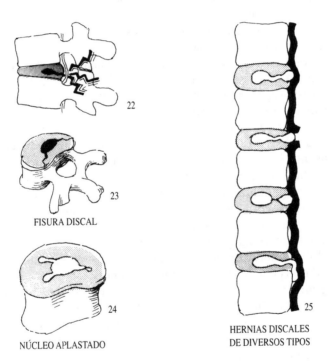

FISURA DISCAL

NÚCLEO APLASTADO

HERNIAS DISCALES
DE DIVERSOS TIPOS

Sin duda se me contestará que los campeones son seres aparte, lo cual, para mí, no excusa sus dolores ni fracasos. Pero los aficionados no están libres de todo ello cuando confunden entrenarse y forzarse, deporte y pasarse de la raya, actividad física y sobrepasar sus posibilidades.

Los trastornos psicológicos

Los dolores físicos no son a menudo más que la cortina que oculta nuestros dolores morales y sentimientos, emociones y dramas de una vida que pueden leerse, como en un libro abierto, en las rigideces, tensiones, bloqueos musculares y articulares. El estrés, las dificultades, las preocupaciones, el nerviosismo, y todos los traumas psicológicos pequeños y grandes, no hacen sino agravar un síntoma, perturban los sistemas neurovegetativo, nervioso y glandular, creando y acrecentando trastornos que, sin esa manifestación, permanecerían tal vez ignorados o anodinos.

Y no obstante, los "especialistas" de la espalda –y con ello hago referencia a todos los terapeutas que se dedican a curar la espalda– parecen ignorarlo. Cuando hablan de la columna vertebral o del esqueleto, hacen referencia al armazón, la estructura y la mecánica, como si toda una parte del individuo no fuese más que una máquina compleja, viva, eso sí, pero sometida a movimientos y leyes físicas rígidas e insensibles –como una máquina– a todo lo que no tiene que ver específicamente con ella. Tanto la medicina clásica como la alternativa comparten el ignorar desdeñosamente las relaciones –demostradas, muy conocidas y utilizadas en otros campos que no son la espalda– entre los planos físico y psíquico.

Y no obstante, esta influencia se deja sentir desde la infancia, aumentando netamente en la difícil época de la adolescencia.

En todas las personas, independientemente de su edad, existe una relación directa entre el sistema nervioso central y la morfología muscular. Si durante el período de la pubertad, que siempre va acompañado de una gran fragilidad emocional, el niño sufre una sacudida psicológica intensa, o vive en un estado permanente de angustia, estrés, timidez e inestabilidad, acabará sufriendo su sistema neurovegetativo por una parte, y el muscular por la otra.

Muchos de ellos, incapaces de superar sus tensiones psíquicas, se convertirán en bulímicos, o al contrario, en anoréxicos, desajustando gravemente todas sus funciones de asimilación-eliminación y provocando graves trastornos funcionales. Este desequilibrio se traducirá, entre otras cosas, en perturbaciones en la asimilación de calcio, fósforo y magnesio, convirtiéndose en responsable de trastornos como el cansancio, la depresión y la atrofia muscular.

Si el niño perturbado tiene tendencia, como todos los niños en pleno crecimiento, a no adoptar buenas posturas, acabará acentuándolas. Un adolescente tímido que rehuye la mirada de los demás tendrá tendencia a encorvarse. Una joven que quiera ocultar sus senos incipientes redondeará los hombros. Un chiquillo deprimido dejará caer la cabeza y se sostendrá mal en todas las posturas. Así es cómo se desencadenan patologías de rápida evolución y muy difíciles de tratar si no se detectan en seguida, como en el caso de la escoliosis.

En muchas ocasiones sucede que en esta época de rápidos cambios corporales tienen lugar accidentes físicos sin gran importancia aparentemente, como caídas de esquí, de bicicleta, patinando, golpes recibidos en las clases de judo, o en el fútbol, esguinces y fracturas. Un lapidario «no seas tan delicado» acaba siendo diagnóstico y terapia a la vez, en ocasiones en que las vértebras han sufrido, apareciendo lesiones benignas, dispuestas a transformarse en escoliosis o no importa en qué deformación resistente que no podrá corregirse sino mediante tratamientos difíciles de soportar, como llevar un corsé rígido durante bastantes meses.

Entre los 10 y 15 años es indispensable vigilar atentamente la espalda de los hijos. Hay que estar atentos a sus malas posturas, evitar que lleven carteras demasiado pesadas, no pasar por alto los golpes, los choques, las pupas. Hay que someterlos a exámenes médicos preventivos, pero sepa que sólo eso no bastará. También les hace falta amor, ternura y la certeza de que se les escucha y comprende. Por desgracia, entre los niños y los adolescentes los problemas suelen ocultarse por timidez, negligencia o falta de información. No se puede contar con la prevención médica escolar cuando se sabe que un médico escolar controla, como media, unos veinticinco establecimientos, es decir, de 5.000 a 7.000 alumnos.

El adulto acabará teniendo que hacerse cargo de recaídas negativas en forma de bloqueos, desviaciones y anomalías de la estática vertebral.

He tratado a una chiquilla de 14 años que padecía una importante escoliosis que no le había curado ninguna de las terapias que había seguido: kinesiterapia, corsé, método Françoise Mézières, reeducación en piscina de agua caliente. La escoliosis empeoraba, a pesar de los esfuerzos y de los constreñimientos que ella cada vez soportaba peor. No tardé en darme cuenta de que, siendo hija única de padres que no se entendían, vivía constantemente entre gritos y conflictos en los que cada una de las partes trataba de implicarla como testigo. Hice venir a su padre con motivo de las sesiones de tratamiento, y después a su madre; he iniciado una terapia con ellos, y poco a poco se restableció un diálogo desprovisto de agresividad. Sólo entonces se detuvo la evolución de la escoliosis y pude empezar el tratamiento destinado a hacerla retroceder.

Al recuperar una armonía familiar y afectiva, mi paciente, aprisionada por el estrés, pudo recuperar su armonía física. El cuerpo se relajó, por fin, al mismo tiempo que su espíritu y su corazón. Justo antes de venir a verme, dos eminentes cirujanos habían aconsejado una operación y la inserción de una varilla metálica para sostener la columna vertebral.

Los adultos, de manera más lenta y violenta, expresan también su confusión y sus problemas psíquicos con el cuerpo. La columna vertebral se comprime, se les hunden los hombros, se les encorva la espalda.

El estrés es, en el propio sentido de la palabra, un golpe, un choque que se recibe de frente, de lleno, en la mandíbula inferior, como un bofetón. A este nivel hay dos puntos precisos que basta con tocar para conocer casi con total exactitud el estado de tensión interna del sujeto (26).

Desde los maxilares, el estrés desciende a lo largo del cuello, que se tensa, hasta los músculos anteriores, que se contraen y endurecen mediante un reflejo de autodefensa. Los plexos –cardíaco, pulmonar, solar– se congestionan uno tras otro. Las tensiones acumuladas alrededor del esternón obstaculizan el funcionamiento de los órganos, vísceras y glándulas. La energía recorre con dificultades el interior del cuerpo (27).

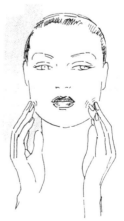

26

PRINCIPALES PUNTOS REFLEJOS DE LOS PLEXOS

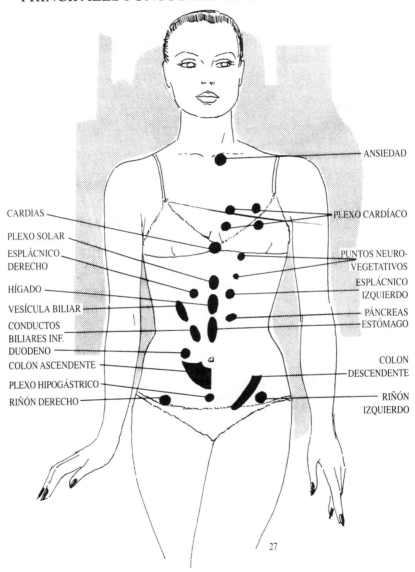

ANSIEDAD

CARDIAS

PLEXO SOLAR

ESPLÁCNICO DERECHO

HÍGADO

VESÍCULA BILIAR

CONDUCTOS BILIARES INF.

DUODENO

COLON ASCENDENTE

PLEXO HIPOGÁSTRICO

RIÑÓN DERECHO

PLEXO CARDÍACO

PUNTOS NEURO-VEGETATIVOS

ESPLÁCNICO IZQUIERDO

PÁNCREAS

ESTÓMAGO

COLON DESCENDENTE

RIÑÓN IZQUIERDO

27

111

Como todos los elementos de un organismo son solidarios, si el estrés es excesivo o se prolonga, los músculos de la espalda también se endurecen, por ósmosis: primero los de la nuca, luego los trapecios, los músculos dorsales y finalmente los lumbares.

Es necesario saber y comprender que en un caso así no podrá hacer nada ningún método, ni ninguna manipulación o terapia, si primero el terapeuta no se dedica a relajar, a despejar los plexos uno tras otro, a sosegarle los músculos. Ningún terapeuta es digno de ese nombre si no es psicoterapeuta al mismo tiempo. Y rechazo toda terapéutica y todo practicante que no admita que la salud moral de sus pacientes le preocupa muchísimo. Del método Françoise Mézières a la acupuntura, de las manipulaciones a la mesoterapia, ningún método de cuidados localizado y mecánico que no tenga en cuenta el estrés, los trastornos funcionales, los ritmos biológicos, el equilibrio alimenticio, ni el modo de vida, en una palabra, el conjunto de la personalidad del paciente, no sabrá readaptarle ni curarle de forma definitiva.

Y no obstante, el terapeuta manual dispone del arma más eficaz contra el dolor: sus manos. Las manos alivian, calman y reconfortan. Consecuencia de estrés y agresiones de todo tipo, invisibles a las radiografías pero corolarios inevitables de las patologías vertebrales, los síntomas de irritabilidad, fatiga, angustia y depresión ceden bajo los dedos del terapeuta, que sabe encontrar infaliblemente esos puntos tan precisos y dolorosos donde cristalizan nuestras tensiones, puntos muy delicados. Con sólo palpar, identifica las zonas sensibles, trabadas, los músculos contraídos. Sólo cuando las rigideces se hayan suavizado, recobrando su flexibilidad músculos y ligamentos, y el cuerpo haya cesado de retraerse y dejado de defenderse, podrá el terapeuta tratar de reequilibrar, corregir y desbloquear con éxito la mecánica articular.

Esos dolores dorsales cuyo origen es esencialmente psíquico rara vez llegan de golpe. Primero se sienten dolores pasajeros que pueden ser de distinta naturaleza: dolores de nuca, lumbares, intercostales, o incluso puntos dolorosos entre los omóplatos. Como duran poco uno se olvida de ellos desde el momento en que desaparece, y sería precisamente entonces cuando habría que actuar (ver «Cúrese la espalda usted mismo»*)*. Pero por lo general uno no se inquieta, aunque cada vez duelan más y más a menudo, hasta que se convierten en una tendinitis o en una neuralgia, una tortícolis, una ciática, o una artrosis o artritis, todas ellas patologías que se convertirán en crónicas cuando por fin se tome la decisión de tratarlas.

Dos de cada cuatro de mis pacientes sufren dolores de espalda cuyo único origen es un trastorno psicológico. En treinta y cinco años de práctica he clasificado por orden descendente de importancia las principales razones de la inadaptación y del sufrimiento de los seres humanos de hoy en día. Son cuatro:

– la falta de confianza en uno mismo, la asfixia de la personalidad y la timidez desempeñan un importante papel en los problemas de espalda. Al afectar al sistema neuromuscular se produce una desaceleración de la función de todos los músculos y sobre todo de los de la caja torácica y la espalda.
– los conflictos familiares o profesionales generadores de estrés continuos o intermitentes se hallan en el origen de dolores de espalda a causa de la creación de contracturas anormales que llegan hasta la tetanización.
– el aburrimiento, la falta de pasión o actividad, el estado melancólico o depresivo, la angustia emocional, el debilitamiento del tono neuromuscular y en especial de las articulaciones de la espalda.
– los problemas de una sexualidad no desarrollada, sea porque el sujeto enmascara una carencia de amor o ternura creando inconscientemente un dolor lumbar, o porque disimula mediante un dolor de espalda-coartada una incapacidad o rechazo del acto sexual. ¡Cuántos dolores de espalda han desaparecido inmeditamente después de que el sujeto haya recobrado la confianza de su cuerpo para abrirse al amor!

Al igual que muchos de mis colegas, he constatado bastante a menudo que un paciente curado de su dolor (lumbago o ciática) sustituye ese sufrimiento mediante otro, localizado en distinto lugar (rodillas, hombro, tobillos, etc.).

Al principio, esta situación puede resultarle molesta al terapeuta, pero luego se convierte en instructiva, sobre todo cuando éste pone atención y paciencia, pues le permite acceder en muchos casos al origen profundo del dolor de espalda. El terapeuta nunca debe olvidar que no está curando un lumbago o una ciática, sino a una persona en su totalidad. La persona expresa un sufrimiento real y profundo a menudo más psicológico que físico. Por tanto, es importante escuchar al paciente. En mi opinión, ser psicoterapeuta manual también forma parte de las competencias del terapeuta. El paciente habla, explica, cuenta sus dolores físicos y psicológicos, pasados y presentes. Vuelve a recorrer el camino de su vida (sus rechazos, fracasos, dolores...) a fin de poderla vivir de manera distinta. En este caso es muy importante poder ofrecerle la posibilidad de prolongar el tratamiento, la relación maternante con el terapeuta. Por eso a algunas personas no se les debe anunciar la curación repentinamente, al cese de los dolores, sino de manera progresiva, acompañada y aceptada por el paciente bajo la forma de sesiones de mantenimiento y relajación para que recupere su fuerza interior a fin de soltarse del terapeuta y seguir adelante por sí mismo. No olvidemos, que al principio de su práctica, Freud establecía un contacto manual con sus pacientes, y que, en ciertos casos, Jung practicaba la imposición de manos. En la actualidad es una cuestión que revisan algunos psiquiatras, que asocian o proponen tratamientos manuales coordinados con sus sesiones.

Al liberar el inconsciente del enfermo a través de la palabra, asociada a los beneficios de los tratamientos manuales, se acelera la curación de los dolores de espalda repetitivos, a la vez que tiene lugar un desarrollo personal más completo y más duradero.

Las malas posturas

Toda mala postura, o trastorno estático, no es solamente un desafío estético, sino también una tortura sin respiro para el organismo, y para la espalda en particular. Toda postura anormal y sostenida somete a una tensión excesiva un grupo muscular y articular de un lado del cuerpo, haciendo que el mismo grupo muscular y articular del otro lado se relaje. A la larga, el primer grupo muscular sufrirá un endurecimiento que ocasionará un acortamiento, mientras que el otro se relajará y atrofiará.

El grupo muscular en tensión someterá a rotación, flexión o inclinación una o varias vértebras, y esta desviación se prolongará hasta que los músculos recuperen su elasticidad normal. Y la mala postura se habrá convertido en deformación.

Asientos demasiado bajos, camas demasiado blandas, cargas pesadas y desequilibradas, zapatos de tacón... Las ocasiones en que se adoptan posturas anormales son innumerables.

Sus consecuencias son bien conocidas por parte de los especialistas que las tratan (28 y 29).

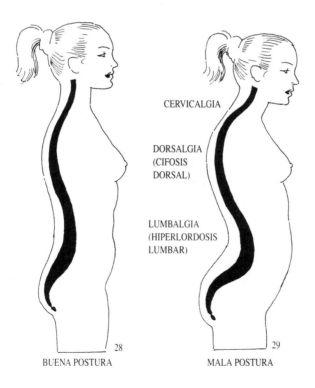

CERVICALGIA

DORSALGIA
(CIFOSIS
DORSAL)

LUMBALGIA
(HIPERLORDOSIS
LUMBAR)

28

29

BUENA POSTURA   MALA POSTURA

115

Cifosis dorsal

Es la espalda redondeada, también denominada curvatura exagerada de la espalda. Puede provocar:
– un desgaste anormal de los discos intervertebrales, acompañado de deshidratación,
– una hipertensión de los músculos de la nuca y la espalda, con consecuencias vasculares y respiratorias,
– una pérdida anormal de energía,
– artrosis cervical y dorsal,
– la desaceleración de la circulación sanguínea, provocando cefaleas, vértigos, zumbido de oídos,
– y también asma, aerofagia, gastritis y trastornos psicológicos (estado depresivo, agresividad, ansiedad, fatiga).

Hiperlordosis lumbar

Es echar el vientre hacia delante, postura de todos aquellos que presentan una curvatura exagerada de la región lumbar. Puede provocar:

– un desgaste anormal y deshidratación de los discos,
– trastornos intestinales,
– congestión de los órganos genitales, inflamación de la vejiga o irritación de la próstata,
– trastornos circulatorios,
– fatiga general,
– celulitis.

Escoliosis

Es una desviación de la columna vertebral acompañada de una rotación en forma de S de los cuerpos vertebrales.

Implica –agravándolos– los mismos trastornos que la cifosis y la hiperlordosis juntas.

Viene acompañada de contracturas y dolores musculares importantes, y a menudo de dificultades psicológicas.

Afecta principalmente a las chicas en la época de la pubertad y evoluciona hasta el final del crecimiento.

Consecuencias extremas de posturas a menudo adoptadas durante la infancia y prolongadas durante la edad adulta por desconocimiento, como todas esas malas costumbres que se acaba por aceptar como normales simplemente porque uno deja de percibirlas, estas "enfermedades de la espalda", cuidadosamente etiquetadas por la medicina y oficializadas por la Seguridad Social, merecerían menos cuidados y más acciones preventivas. Y sobre todo más atención y el deseo de hacer, cuando todavía se está a tiempo, el esfuerzo necesario para recuperar el arte de sentirse bien.

Eso no quiere decir necesariamente, al menos eso me parece a mí, que haya que ir tieso como un palo, como nos han enseñados nuestras madres.

No adopte una postura demasiado tiesa

Nuestros antepasados, mucho antes de romanos, galos e íberos, se mantenían de pie totalmente inclinados hacia delante, con la espalda casi paralela al suelo. Después, el hombre se incorporó y su nueva postura le pareció que le procuraba ventajas y no pocas satisfacciones. Signo distintivo de la humanidad, la verticalidad es considerada como un signo externo de superioridad del hombre sobre el animal. Una columna vertebral rectilínea es estética y simbólica a la vez. Está relacionada con ideas de altivez, dignidad y autoridad. Los soldados y los jefes se mantienen derechos, con el mentón ligeramente alzado y la mirada en la lejanía. Tenerse de pie mal es el triste privilegio de los blandos y perezosos, y el «ponte derecho» es sin duda una de las frases más pronunciadas por las madres de familia.

Las africanas, que llevan en lo alto de sus cabezas canastas, tienen un porte regio y, es cierto, muy pocos problemas de espalda. El empleado medio francés y la joven madre de dos hijos de corta edad, que trabaja, están presionados, cansados, privados de la práctica deportiva y del aire libre, y tienen tendencia a curvar en demasía la espalda y a empujar el vientre hacia delante. Se produce así un deslizamiento de la quinta vértebra lumbar hasta la charnela lumbosacra. Ésta comprime los nervios, provocando dolores y un desgaste anormal de las articulaciones y discos intervertebrales, como cada vez que se encuentra en una postura de hiperlordosis. La lordosis lumbar implica, en compensación, una cifosis dorsal, creando las condiciones para la aparición de penosos problemas de espalda.

Resulta fácil constatar que si uno se inclina un poco hacia delante, con las piernas ligeramente flexionadas, hallará un alivio inmediato.

Cuando yo mismo padecí de hernia discal, solía darme cuenta de que mantenerme derecho me resultaba intolerable. Y cuanto más intentaba enderezarme, como había aprendido a hacer desde siempre, más sufría. No quería operarme y continué trabajando, más mal que bien. Instintivamente empecé a echar el busto hacia delante, lo cual me permitía mantenerme derecho, aunque con dificultades.

Al buscar una manera de aliviar el sufrimiento, y siendo incapaz de hacer el menor movimiento gimnástico, intenté, al mismo tiempo que me inclinaba ligeramente hacia delante, flexionar las piernas y contraer las nalgas. Y me di cuenta de que mis dolores se esfumaban de inmediato.

Cada vez que adoptaba dicha postura me sentía mejor. Cada vez que relajaba las nalgas e intentaba enderezarme regresaba el dolor, tan intenso como siempre.

Tuve que mantener esta postura durante horas, a lo largo de meses, pero al final la hernia se solidificó y me curé solo, sin operación.

Cuando uno se inclina hacia delante disminuye la compresión vertebral, y los dos primeros discos lumbares se separan ligeramente, disminuyendo la presión del cuerpo sobre esta región. Con el paso de las semanas, el núcleo central gelatinoso del disco vertebral del que se había escapado una parte, formando la hernia, se reformó y volvió a su lugar. La pared discal cicatrizó y el dolor desapareció.

De esta experiencia personal nació mi método de gimnasia de la imaginación. Este método me ha permitido curar sin secuelas: no he vuelto a sufrir de mi hernia, a pesar de tener un trabajo físicamente exigente y de la práctica regular de diversos deportes: tenis, equitación, moto... con fama de peligrosos para la espalda. Mis amigos médicos me habían prevenido de que sin operación no me curaría nunca y que, de todas maneras, debería renunciar para siempre a ese tipo de ejercicios.

Ese tipo de gimnasia me ha permitido, a la postre, curar a la mayoría de mis pacientes, a los que al principio debo convencer de que tal vez no siempre es necesario saber estar derecho.

El profesor De Sèze, célebre reumatólogo francés, ha sido el primero en demostrar la importancia del papel de la quinta vértebra lumbar. Extrajo la conclusión de que, contrariamente a la apariencias, el hombre no estaba hecho para ser bípedo.

Hoy en día, el hombre no sólo está siempre derecho, sino que tiene tendencia a arquear los riñones, a echar el vientre hacia delante y a encorvarse, creando así presiones anormales sobre la quinta vértebra lumbar, que se desliza hacia delante, provocando una alteración de la estática vertebral causa de múltiples dolores, tanto lumbares como dorsales y cervicales, para todos aquellos que sufren de la espalda.

La buena postura, para todos los que sufran de la espalda, es el "justo medio" (33, pág. siguiente).

Manipulaciones: a veces lo mejor y a menudo lo peor

«La manipulación es un movimiento forzado aplicado directa o indirectamente sobre una articulación o conjunto de ellas, que lleva de manera brusca a los elementos articulares más allá de su juego fisiológico normal, sin sobrepasar el límite que impone la anatomía a su movimiento. Es una impulsión breve, seca y única, que debe ser ejecutada a partir del final del juego pasivo normal. Este movimiento suele ir acompañado de un sonido de crujido.»

Esta definición científica de la manipulación ofrecida por el profesor R. Maigne[1] indica claramente el peligro inherente a toda manipulación, sea cual sea la formación de quien la practique. Al for-

1. *Douleurs d'origine vertébrale et traitement par manipulations*, Expansion scientifique française, 1986.

119

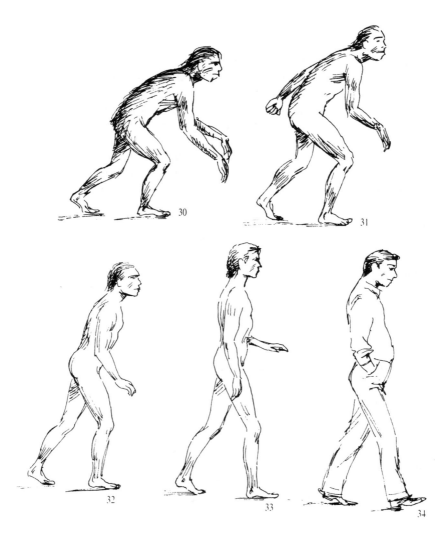

zar de manera violenta el movimiento de la articulación, la manipulación provoca un choque violento, pero ejecutado de manera extremadamente precisa, con el paciente previamente en tensión en un eje bien definido.

Un bloqueo articular no suele ser producto de un desplazamiento, como generalmente se dice –una vértebra no se desplaza nunca–, sino de la tensión excesiva de uno o varios músculos. Al rigidizarse, éste impide el juego normal de la articulación. La tetanización también implica una dismininución de la circulación sanguínea localizada, una inflamación de los tejidos y dolores tales que el sujeto adopta una postura antálgica de forma instintiva.

Hay veces en las que una parte del cuerpo central gelatinoso se desplaza o escapa a través de una fisura del anillo fibroso del disco, formando una excrecencia que bloquea la articulación, o una protuberancia en el canal raquídeo: eso es la hernia discal.

Realizada con corrección, la manipulación crea un choque terapéutico que busca soltar de golpe los músculos en tensión y aumentar la separación articular, lo que por reflejo devuelve la articulación a su posición normal.

Guardando todas las distancias requeridas, podría decirse que las manipulaciones son a las vértebras lo que el electrochoque al cerebro. Al igual que éste, la manipulación puede tener éxito, pero no sin inconvenientes.

El más importante de ellos es que si la manipulación se realiza mal, sea porque el diagnóstico de partida es falso, o porque se ha calculado mal la postura del paciente, o porque la maniobra ha sido demasiado violenta, sus consecuencias pueden ser catastróficas. Dolores exacerbados y nuevas patologías son a menudo los resultados, que se añaden a la condición anterior, que no sólo no se habrá tratado, sino que habrá empeorado. Los accidentes debidos a manipulaciones son numerosos, y a menudo tan graves que resultan irreversibles.

En Francia sólo los médicos tienen derecho legalmente a practicar manipulaciones. Eso no quiere decir que estén cubiertos frente a todo accidente, sino que en ese caso sólo ellos estarán protegidos por los seguros y la solidaridad profesional y social del cuerpo médico.

Personalmente, creo que no basta con ser médico para ser un campeón en el terreno de las manipulaciones. Además, y para garantizar al paciente un máximo de seguridad, hacen falta unos conocimientos sólidos en patología osteoarticular, así como en técnicas manipulativas, además de algo que no se aprende, y que es el don de comprender y tratar el cuerpo con las manos.

A este respecto, hay algunos osteópatas y otros terapeutas manuales, sea cual fuere su especialidad, que son igualmente aptos practicando manipulaciones.

Si tuviera que emitir un juicio, diría que es justo reconocer que el número de accidentes es mayor en el caso de los no médicos que entre los galenos, pero que en ambos casos la gravedad es la misma, y que por ello se impone la mayor de las prudencias.

Todos los días recibo a enfermos que presentan secuelas de manipulaciones mal hechas. Hernias discales, cefaleas repetitivas, crisis de artrosis, vértigos, periartritis, dolores intercostales, neuralgias cervicobraquiales, náuseas, parálisis... los síntomas son múltiples e importantes. En el mejor de los casos, para reeducar a esos pacientes hará falta multiplicar por diez la energía, la suavidad y la paciencia necesarias para tratar a otros que presenten las mismas lesiones pero que no hayan sufrido manipulaciones.

No es extraño, por otra parte, que cuando una manipulación acierta, el paciente, deslumbrado, se maraville ante el milagro y así lo explique. Los que han salido perjudicados, tal vez para toda la vida, rara vez tienen la energía necesaria para provocar un escándalo y denunciar a los responsables.

El único, el verdadero escándalo, es que algunos médicos y ciertos terapeutas olvidan, porque les conviene, que una manipulación vertebral no es nunca un acto anodino, sino una terapia agresiva que no debe practicarse más que en casos absolutamente necesarios, respetando un cierto número de reglas muy precisas y adoptando las máximas precauciones.

Movilizaciones y manipulaciones

«La movilización es un movimiento pasivo, generalmente repetido. No sobrepasa el juego pasivo normal de una articulación o conjunto de ellas. No comporta ningún movimiento brusco o forzado» (profesor R. Maigne). En la ambigüedad entre las movilizaciones y las manipulaciones descansa también una de las grandes ambigüedades de los tratamientos de las patologías vertebrales, y una buena parte de las discusiones que las rodean.

A priori, las cosas son sencillas: una de las maniobras fuerza el movimiento y, por tanto, la naturaleza, mientras que el otro no. Pero en la práctica todo cambia. Tal vez por casualidad: si en el transcurso de una movilización se oye un crujido es que ha tenido lugar una manipulación involuntaria. No será peligrosa, pues no habrá más que exagerado ligeramente una prueba de movilidad normal, pero tampoco resolverá un problema concreto, como una luxación, por ejemplo. A veces, por voluntad deliberada pero inevitable, algunos terapeutas no médicos practican, en cadena y de manera totalmente ilegal, manipulaciones que bautizan púdicamente con el nombre de movilizaciones, creyendo así que se protegen de cualquier problema.

En realidad, la movilización debe practicarse con el objetivo específico de flexibilizar la espalda. Es indispensable en todo tratamiento, y en todo caso necesaria antes de una manipulación. No obstante, son pocos los practicantes –médicos o no– que llevan a cabo pruebas de movilidad, sin duda porque requieren menos tiempo: para movilizar todas las articulaciones (columna vertebral, hombros, caderas, rodillas, tobillos) hacen falta entre treinta y cuarenta minutos, a fin de detectar, sin olvidar ninguna, todas las anomalías articulares, lo cual requiere bastante energía. Y no es menos cierto que sólo estas pruebas permiten diagnosticar bloqueos articulares, tensiones, endurecimientos y rigideces musculares, que hay que soltar antes de practicar cualquier manipulación so pena de someter al paciente a un riesgo grave.

Ninguna manipulación sin preparación

Como es traumatizante, toda manipulación debe estar precedida de una larga preparación. Esta regla es olvidada en la práctica, aunque es nada menos que la base de la enseñanza dispensada en las escuelas de medicina física y osteopatía. Cuando, ya diplomado en kinesiterapia, inicié mis estudios en la European School of Osteopathy, los tres primeros años estuvieron consagrados a las técnicas de cuidados para tratar al enfermo globalmente, y a los métodos preparatorios de las manipulaciones. Hoy en día, los médicos y no médicos manipulan en frío, sin preparación, sin un examen profundo, a pacientes cuya columna vertebral ya está lesionada, es dolorosa y está debilitada. Y el 90 % de los accidentes debidos a estas manipulaciones podría haberse evitado si los médicos se hubieran tomado un poco de tiempo para reflexionar antes de actuar.

La primera garantía que hay que tomar es de orden médico: cuando un paciente sufre mucho, y desde hace tiempo, hay que asegurarse mediante exámenes apropiados –especialmente placas radiológicas– de que no existe patología orgánica alguna: artrosis importantes, espondilolistesis, retrolistesis, hernia discal o del núcleo pulposo, cáncer de huesos. La mínima maniobra manipulativa tendrá en estos casos consecuencias incalculables.

A continuación hay que evaluar el estado psicológico del paciente, lo cual, evidentemente, no podrá realizarse en poco tiempo, ni siquiera en una o dos sesiones. Cuando se padece dolor de espalda se está irritable, angustiado, tenso. Al estrés de la vida cotidiana se añaden tensiones musculares debidas a las lesiones fisiológicas y a dolores difíciles de soportar. Así pues, estas rigideces y tensiones, así como el conjunto de las manifestaciones físicas y morales del estrés, estorbarán la manipulación y multiplicarán los riesgos de error y accidente.

El terapeuta conseguirá relajar y hacer que el paciente sienta confianza –condición indispensable para el éxito del tratamiento en general, y sobre todo de una manipulación– hablándole, y escuchándole, al mismo tiempo que practica la terapia manual.

Finalmente, y mediante maniobras muy suaves, será necesario deshacer las tensiones físicas trabajando a nivel de todas las articulaciones y grupos musculares, mediante movilizaciones y masajes.

Existen técnicas diversas destinadas globalmente a relajar los músculos, calmar al enfermo y restaurar el juego de las articulaciones. Esta fase de preparación puede alargarse –dependiendo de los casos– entre una y varias sesiones de treinta a cuarenta y cinco minutos.

Esta técnica me permite evitarles el trauma de la manipulación a entre nueve de cada diez de mis pacientes. Y a menudo curar a aquellos que vienen a mi consulta tras haber sufrido un empeoramiento o haber sido dañados por una maniobra violenta practicada sin ni siquiera saber de qué padecían verdaderamente.

Antes de manipular a un paciente es necesario –y este tratamiento es tan importante como las pruebas de movilidad– separar y hacer desaparecer los depósitos celulíticos. Aglutinados en capas espesas en la superficie del cuerpo, indican que los órganos o articulaciones que recubren funcionan mal o lentamente. Cuando están situados en el contorno de una articulación, la ciñen de forma permanente.

A menudo estas capas celulíticas aparecen a raíz de un choque físico o psicológico. Han aumentado y asfixian el tejido conjuntivo, debilitando la circulación de vénulas y capilares. Cuanto más antigua es la lesión original, más espesas son las capas celulíticas, y más ancladas están, dificultando su disolución. Pero cuanto más impidan cualquier flexibilidad muscular y estorben la amplitud del juego articular, no habrá movilización ni manipulación posible que tenga efecto alguno mientras recubran como una tapa toda vida fisiológica interna que se encuentre por debajo.

Esta celulitis no se parece a las redondeces que rodean las rodillas de las jovencitas. Ni tampoco está circunscrita a los gordos. También se aferra a las personas delgadas, tanto hombres como mujeres. No se disolverá ni mediante mesoterapia, acupuntura ni láser, ni todavía menos con frotamientos. Para hacer desaparecer estas capas de celulitis hay que tratarlas manualmente mediante maniobras de amasado, pinzar y rodar, y ablandamientos en profundidad destinados a restablecer la microcirculación local.

Estas maniobras sobre un tejido conjuntivo inflamado suelen ser muy dolorosas, y es el único momento de mis tratamientos en el que oigo gritar a mis pacientes. Por tanto hay que tener el valor de soportarlas hasta la desaparición de los depósitos celulíticos, cuando la articulación deje de estar ceñida y resulte fácil continuar el tratamiento y obtener, a menudo sin manipulaciones, una rápida curación.

He visto a pacientes, manipulados diez, veinte o treinta veces sin resultado alguno, curarse con algunas sesiones después de haber conseguido hacer desaparecer manualmente estas capas grasas e inflamatorias situadas en la espalda, los hombros y los plexos, a menudo desde hacía años, pero que sus médicos y terapeutas sucesivos no habían podido, o querido, tratar.

Una vez se ha preguntado, escuchado, palpado y movilizado al paciente, cuando se han detectado las lesiones y empleado todos los medios posibles para devolver la flexibilidad y movilidad a músculos y articulaciones, entonces, y sólo entonces, se puede afirmar, sin temor a equivocarse, si es beneficioso o no practicar una manipulación. Y si la respuesta es afirmativa, es casi seguro que si el paciente está relajado y preparado podrá soportarla sin peligro.

Manipulación: una acción perfectamente calculada

Hay ocasiones en que el terapeuta cree que debe practicar una manipulación.

Los principios que me gustaría recordar brevemente no están destinados a los médicos ni a mis colegas osteópatas: los conocen tan bien como yo.

Están sobre todo dirigidos a las víctimas, actuales y futuras, de los estajanovistas de la manipulación. A los desgraciados que no las conocen, que creen lo primero que se les explica, que sufren en silencio y se imaginan que no es culpa de nadie. Todos ellos deben saber que sí que es culpa de alguien, que deben hacer preguntas, sorprenderse, indignarse, y sobre todo decir, que no cuando resulta evidente que algo no parece normal.

Algunos de ellos no me creerán, y sin embargo...

Hay pacientes que me han confesado que han sido manipulados totalmente vestidos, sin ningún tipo de proceso, tras darles los buenos días al llegar y estrechar su mano al marcharse. Si el terapeuta no le habla, no le hace desnudarse, no le toca y no le examina, niéguese a dejarse manipular. Pídale que le explique lo que va a hacer, pues debe ser perfectamente capaz de hacerlo con precisión.

Una manipulación nunca se improvisa. Exige una gran concentración y un perfecto dominio del gesto por parte del practicante. Por una parte debe aumentar el juego articular y por otra frenar la maniobra en el momento adecuado a fin de limitar en todo lo posible los efectos del traumatismo, de la inflamación y del choque vascular inevitable.

Tras la manipulación

Después de toda manipulación, el sujeto debe reposar durante al menos diez minutos, tendido si es posible, a fin de que todos los circuitos energéticos puedan recuperarse, de que el sistema vascular se restablezca y que la circulación recupere su ritmo normal. No debe realizarse ningún esfuerzo importante durante los cuarenta y cinco minutos siguientes.

Efectos de la manipulación

Toda manipulación, incluso acertada, crea un fenómeno inflamatorio. Después de una manipulación se siente dolor, pero que no durará más de dos o tres días.

Cuando existe un constreñimiento articular desde hace meses o incluso años, la circulación sanguínea disminuye su ritmo, al igual que el aporte de calcio y de sales minerales a los músculos y tejidos. La manipulación, por su propia naturaleza, provoca un traumatismo a nivel de las paredes arteriales, desencadenando una violenta inflamación, y por tanto dolorosa, en una región que ya padece y que carece de resistencias. Si el constreñimiento es reciente, las consecuencias serán infinitamente menos graves. Pero si es antiguo pueden ser nefastas, yendo de violentos dolores de cabeza a ciatalgias paralizantes.

El resultado de una manipulación depende, pues, en gran parte del estado general, tanto físico como psicológico, del paciente. Algunos sentirán pocos efectos secundarios, mientras que otros se verán profundamente afectados.

Tanto unos como otros se sentirán débiles durante cierto tiempo.

Adaptación a la manipulación

Tras ese tiempo, el paciente podrá reanudar una vida más o menos normal, pero eso no querrá decir que esté curado, pues si la manipulación ha tenido éxito, su organismo deberá adaptarse a su nuevo estado.

En el caso de una manipulación vertebral, por ejemplo, después de que la vértebra o el disco lesionados hayan recuperado su flexibilidad y movilidad, las otras vértebras, por reacción en cadena, deberán reposicionarse entre sí. Esta adaptación implica una fatiga general del organismo que requiere un incremento de esfuerzo por parte de los diversos sistemas afectados. Así pues es normal sentir cansancio durante tres semanas o un mes tras una manipulación, y ello significa que no es conveniente forzarse.

Durante este período hay que renunciar por completo al deporte, no cargar objetos pesados y evitar al máximo las tensiones psicológicas. Las únicas actividades autorizadas, e incluso aconsejables, son algunos movimientos personalizados de gimnasia suave y la natación de espaldas.

Cuando se manipula a un caballo de carreras –una práctica cada vez más extendida entre los caballerizos y los entrenadores– se prohíbe que sea montado durante tres semanas o un mes. Podría aplicarse esa misma sabiduría a los hombres, por su bien.

Al cabo de dos meses, y si el paciente no sufre más, se podría decir que está totalmente curado. Pero durante un año deberá realizar –dos veces al día, durante cinco minutos– algunos movimientos específicos de gimnasia.

Estas pocas observaciones son tan simples que incluso parecen banales. ¿Cómo es posible no comprender que un cuerpo debe adaptarse a la curación de igual manera que se ha adaptado –por las buenas o las malas– a la enfermedad, y que hay que dejar el tiempo necesario para poder aprender a vivir y a moverse como antes?

Ningún médico ni ningún terapeuta puede afirmar de entrada que curará una espalda con una manipulación o dos sesiones de terapia manual. Sólo la experiencia del tratamiento día a día pueden indicar el curso a seguir, y nuestra brújula deben ser las reacciones del cuerpo de los pacientes. Prudencia y paciencia son las reglas de un buen tratamiento.

Y añadiría otra más: en estos casos, como en todos, debemos evitar el ensañamiento terapéutico. Un paciente no debería ser sometido más que a una o dos manipulaciones al mes. El profesor Maigne fija el límite entre cinco y siete manipulaciones al año. Aunque hay médicos que no lo respetan, no hay nada que impida al paciente vigilar su propia seguridad.

Se trata de un debate sobre las manipulaciones en el que no tengo deseos de participar. Un debate técnico sobre sus ventajas e inconvenientes que opone, y continuará oponiendo, en el espacio público y en los medios médicos, a los que están a favor y los que están en contra.

Creo haber demostrado que una técnica sólo vale según y cómo se aplica. Pero las manipulaciones vertebrales tienen algo de especial que impide que se las compare con cualquier otro método, y es la capacidad de curar, a veces en pocos minutos, a enfermos que sufren desde hace meses o años. Tal vez... y a veces eso basta para que esos "milagreros" den alas a los sueños de otros pacientes, que también desearían que "funcionase" para ellos y que buscan desesperadamente obtener los mismos resultados. De igual manera, el gordo de la primitiva hace que cada lunes por la mañana se precipiten a las administraciones de lotería y estancos miles de tontos que se olvidan de que no cuentan más que con una posibilidad entre dos o tres mil millones de acertar la combinación. En cuanto a los médicos y terapeutas, ellos también comparten muy a menudo este enfoque subjetivo de la manipulación, y esta actitud poco científica no es perdonable. Yo también he sucumbido, como otros, cuando fui joven, y puedo comprender las razones de esta desviación del raciocinio, de esta especie de locura que te atrapa cuando en pocos minutos consigues curar a un enfermo que, a menudo, te considera un genio. Uno se lo cree, y vuelve a intentarlo. A pesar de todo lo que se ha aprendido y de toda lógica.

Ahora sé que poseo un don del que pocos médicos gozan. Pero también que mis conocimientos del cuerpo humano no son completos. Sí, desde luego, siempre pido todos los análisis necesarios para asegurarme de que no existe ninguna enfermedad orgánica, infecciosa, traumática o cancerosa. Pero algunas afecciones, neurológicas, por ejemplo, son indetectables mediante los rayos X y cualquier otro examen. Otros han sido lo bastante lúcidos como para reconocer que la enseñanza de las escuelas de kinesiterapia y osteopatía resulta insuficiente a nivel médico.

Paralelamente, hay médicos, especialistas en medicina física o reumatología, cargados de diplomas y conocimientos, que provocan accidentes en sus pacientes como resultado de su falta de conocimientos a la hora de aplicar con destreza los métodos de las terapias manuales, tan eficaces en los casos que deben tratar.

En lugar de enfrentarse y polemizar, las escuelas de medicina y de terapias manuales deberían trabajar juntas, intercambiar informaciones y formaciones para obtener unos resultados cada vez mejores.

Aumento de peso

Los problemas de peso son, digámoslo, mucho menos importantes que las causas de patologías vertebrales que acabamos de ver. Pero es cierto que toda persona que cuente con un exceso de peso superior a diez o doce kilos sufre no sólo de la espalda, sino también de las articulaciones de las rodillas y tobillos. Está también más expuesta que cualquier otra a las coxartrosis (artrosis de la cadera), a los trastornos neurovegetativos (hinchazones, colitis, estreñimiento), a la fatiga y a enfermedades orgánicas como la diabetes, el exceso de colesterol o enfermedades cardiovasculares, de las que ya he hablado en *Maigrir sans regrossir*.

Entre las personas entradas en kilos, el exceso de tensión y fatiga impuesta a la columna vertebral suele traducirse en:

- lumbalgias crónicas, acompañadas o no de crisis de ciática, pero siempre de pesadez y de dolores en las piernas que no desaparecerán más que con los kilos de más;
- dolores de las dorsales altas o cervicales bajas debidos a una mala postura: el vientre, demasiado voluminoso, se desplaza hacia delante, la espalda se curva y se está en estado de hiperlordosis lumbar. La charnela L5-S1 entre la última lumbar y la primera sacra se desliza hacia delante, desequilibrando el conjunto de la columna vertebral. Se crea una resistencia compensatoria en la región cervicodorsal, cuyos músculos se endurecen. La circulación se rarifica, y aparecen sarpullidos, congestión, dolores de cabeza, trastornos de la vista, vértigos. Suelen aparecer neuralgias cervicobraquiales, dolores punzantes en el brazo, o sensaciones de hormigueo o de comezón en manos y dedos.

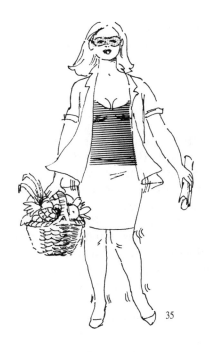

El exceso de peso hace sufrir a todas las articulaciones (bóveda plantar, tobillos, rodillas, pelvis, espalda) y favorece la aparición de la artrosis (rodillas, caderas)

35

Está claro que los trabajadores manuales y todos aquellos que deben realizar esfuerzos importantes están más expuestos que los demás. Someten especialmente al corazón a una fatiga constante e intensa que puede conducir a enfermedades cardiovasculares que incluso pueden provocar infartos.

Lo más fácil consiste en manipular, tratar, reeducar –mediante decenas de sesiones inútiles– a pacientes que hallarán en estos cuidados pasivos una excusa para su falta de voluntad. Pues ningún tratamiento les aliviará si no aceptan ser guiados y aconsejados, observar una disciplina alimenticia, perder sus kilos de más, reequilibrar su alimentación para evitar volver a aumentar de peso, y practicar una gimnasia de mantenimiento.

Unos senos demasiado pesados (hipertrofia mamaria) desequilibran la espalda hacia delante, arqueándola y sometiendo las zonas dorsal y cervical a una dura prueba.

131

La hipertrofia mamaria crea dolores físicos pero también problemas psicológicos. La solución puede residir en una intervención estética.

Adelgazar

Sean cuales sean las causas –estrés, fatiga, exceso de trabajo, ansiedad, regímenes alimenticios anárquicos y repetidos, anorexia, etc., la delgadez llega siempre acompañada de trastornos neuromusculares. Las articulaciones dejan de tener sostén, de ahí las cervicalgias, dorsalgias y lumbalgias repetitivas.

La mujer flaca está más amenazada por la osteoporosis que otras.

Para el terapeuta, el problema suele ser más delicado. Se trata de convencer a la paciente de que tiene que recuperar peso y masa muscular, pero no mediante musculación, sino con ejercicios de flexibilidad y relajación. Para reforzar los músculos es necesario esperar a que hayan recuperado su tono.

El terapeuta debe completar su tratamiento manual muy suave mediante un trabajo psicológico y consejos de higiene de vida: alimentación equilibrada sin excitantes (té, café), sin azúcares rápidos (miel, mermelada, refrescos azucarados, zumos de fruta etc.) que no hagan más que agravar un terreno ácido (ver págs. 181-182), mediante la práctica de un deporte apropiado para la persona y sesiones de relajación. El objetivo es reforzar la personalidad para aceptarse mejor, respetarse, recuperar una buena comunicación con el mundo y dejar de sufrir de la espalda.

La espalda de las mujeres embarazadas

Existe un caso particular de hiperlordosis lumbar circunstancial y momentánea: el de las mujeres embarazadas.

Si es una mujer poco amante de los deportes y mal preparada, al cabo de pocos meses de embarazo tendrá tendencia a inclinarse hacia delante. El peso del bebé en el vientre de la madre desplaza el centro de gravedad del cuerpo, agravando la curvatura natural de los riñones. Y aunque esperar un bebé pueda ser muy natural, eso no le ahorrará dolorosas lumbalgias, ciática, dolor de espalda, de nuca, ni dejar de sentir las piernas pesadas. Dolores inútiles que reflejan un estado de fatiga general y de laxismo muscular que la gestación no hace sino poner de manifiesto.

Si, durante los primeros meses del embarazo, una mujer toma la precaución de hacerse tratar por un buen terapeuta manual, bastará con una sesión cada quince días para evitar todos esos inconvenientes, y no padecerá problemas de peso ni de espalda. Durante el embarazo se desaconseja engordar más de 1 kg al mes. Engordar más debilita todas las articulaciones del cuerpo y en especial de la espalda. Además, la gestante se recuperará con mayor rapidez tras el parto, evitando la angustia de verse deformada durante muchas semanas en una época en la que podría estar un poco deprimida y en todo caso muy ocupada. Tendrá derecho a sesiones de reeducación postparto, que le aconsejo encarecidamente para relajar la espalda, reforzarla, y muscular el vientre.

A continuación debería aprender buenos gestos para cambiar pañales, alimentar y llevar a su hijo a cuestas.

Un parto acertado probablemente signifique un hermoso bebé. Pero también una mamá feliz, relajada y a gusto en su piel.

Los reumatismos

Bajo el término "reumatismos" se agrupan enfermedades muy variadas que afectan al cincuenta por ciento de los adultos y a un porcentaje superior en los escalones de las edades más avanzadas. Por eso resulta primordial protegerse lo antes posible mediante acciones preventivas. Y mi propia opinión es que habría que empezar a hacerlo desde la infancia. Por desgracia, se reacciona demasiado tarde.

Los reumatismos no deben impedir permanecer activo. Al contrario, las articulaciones necesitan moverse.

La artrosis es la forma más extendida. Se trata de un desgaste anormal del cartílago. Durante los movimientos aparece un dolor articular. Las articulaciones se ponen rígidas y en los peores casos, pueden deformarse.

La artrosis evoluciona lentamente, con tal vez brotes dolorosos que pueden volverse permanentes en los casos agudos.

La artritis es distinta. Es una inflamación que se manifiesta en reposo, a menudo por la noche. La artritis, si es grave, puede dañar la articulación, lo que da paso a la artrosis.

Cuando se ven afectadas varias articulaciones se denomina poliartritis.

El tratamiento de los reumatismos se inscribe en un enfoque global, que incluye un alivio del dolor mediante tratamiento médico, una reeducación, una cura termal específica (baños calientes, cataplasmas de arcilla, etc.). Personalmente, yo considero contraindicados los masajes, que irritan, en beneficio de tratamientos más suaves, como movilizaciones o elongamientos.

En caso de crisis se impone el reposo, pero lo más brevemente posible, pues, al contrario de lo que se suele creer, la mejor terapia es el movimiento suave, adecuado a cada persona. Elija actividades deportivas que alivien la carga sobre las articulaciones, pero que alienten el movimiento: natación, bicicleta (salvo para la artrosis de la rodilla), caminar sin forzar la marcha, carreras a pie por terrenos regulares, con un buen calzado absorbente, gimnasia suave o acuática (en agua caliente).

- Practique siempre un precalentamiento antes de cualquier actividad física (ver págs. 161-162).
- Evite los deportes brutales y los que requieren movimientos de torsión del cuerpo o desplazamientos laterales bruscos (fútbol, baloncesto, etc.).
- Lleve puesta una rodillera para hacer trabajos de bricolaje o jardinería.
- Evite permanecer de pie durante mucho tiempo y llevar cargas pesadas.

La persona deberá revisar su higiene de vida, el entorno profesional y la alimentación. Pocos son los individuos que establecen una relación entre reumatismos y salud del vientre. Al tratar los trastornos del vientre (fermentación intestinal, espasmos, hinchazón, etc.), he obtenido curaciones espectaculares.

– elija una alimentación equilibrada evitando la acidez
– si presenta sobrepeso, tendrá que adelgazar.

El señor S.R., famoso cirujano, vino a consultarme a causa de una periartritis de hombros y una cervicalgia que ninguno de sus colegas había acertado a suprimir. Apasionado del golf, estaba a punto de abandonar su deporte favorito. Había intentado los métodos clásicos –infiltraciones, mesoterapia, acupuntura, manipulaciones y masajes– sin resultados.

Al examinarle encontré un vientre hinchado, espasmado, dolorido. Para su sorpresa, le expliqué que para curar su reumatismo primero debía hacer descender su tasa de acidez, demasiado elevada, y para conseguirlo tendría que suprimir sus ocho o doce cafés diarios, comer siguiendo un horario regular y con calma. Por entonces tenía la costumbre de comer en pocos minutos.

Empecé mediante movilizaciones y elongaciones muy suaves, sin maniobras de masaje, lo que le sorprendió más si cabe.

Al cabo de cinco sesiones, aplicando al pie de la letra mi método de higiene de vida y suprimidas las causas de acidez, sus dolores habían desaparecido por completo. Pudo reanudar su práctica de golf, que mantiene hasta hoy en día.

La osteoporosis

La osteoporosis es una debilidad de los huesos con disminución de masa ósea. Ataca principalmente a la mujer menopáusica. Está en el origen de los dolores lumbares y dorsales debidos a la compresión de vértebras debilitadas.

Se aprecia una disminución de altura, una deformación de la cifosis dorsal o de la escoliosis. Un debilitamiento de los huesos con riesgo de fracturas (cuello del fémur, muñeca, tobillo, vértebras, etc.).

El estrés, la fatiga, los esfuerzos físicos, el modo de vida sedentario, el tabaquismo, el alcoholismo y una mala alimentación son factores agravantes.

Su médico puede practicarle un examen de densidad ósea y recetarle un tratamiento: calcio + vitamina D.

Para las mujeres es aconsejable un tratamiento hormonal sustitutorio o de fitoestrógenos.

En la actualidad existe la tendencia a intervenir al aparecer los primeros síntomas de menopausia y a proseguir el tratamiento al menos durante siete años.

Sea cual sea su elección, deberá estar muy alerta.

- Coma de manera equilibrada y variada, con un aporte suficiente de calcio, magnesio y vitaminas B y E.
- Combata los efectos nocivos de la acidez.
- Practique una actividad deportiva suave y regular, eligiendo ejercicios de gimnasia incluidos en mi "método de la imaginación".

2. MI MÉTODO PARA CURARLE LA ESPALDA

Cuando duele la espalda, no sólo duele la espalda. Somos un organismo, un cuerpo, un ser que sufre. Y para tratar a un enfermo que padece dolor de espalda, y en todo caso para curarle, hay que interesarse por él de manera global. Hay que comprender por qué sufre, descubrir las razones de este dolor, que también es dolor de vivir, un malestar corporal, una dificultad de ser, cuyas huellas se leen en los bloqueos, tensiones y rigideces, en los síntomas evidentes y las lesiones ocultas.

Me gustaría volver a repetir, una vez más, que mi intención no es hablar aquí de enfermedades –como osteoporosis, cáncer de huesos, hernia discal– ni de fracturas múltiples, grandes traumatismos o patologías pesadas, que a menudo requieren una intervención de urgencia y que competen a especialistas y terapéuticas apropiadas. Por fortuna, esos casos difíciles son los menos.

Pero lo que me interesa es que la mayoría de nuestros contemporáneos expresan, a través de las múltiples facetas de lo que para simplificar, se suele llamar dolor de espalda, una infinidad de dificultades cotidianas, banales, y por lo tanto tan insuperables e indecibles, que no pueden exorcizarlas de otra manera que pidiendo socorro con el cuerpo. Es raro que a la gente feliz le duela la espalda, o que quienes sí que padecen esos dolores no se sientan mejor cuando, de repente, les sobreviene una gran felicidad.

El papel del terapeuta sobrepasa, pues, la simple administración de cuidados mecánicos aplicados a una pequeña parte del cuerpo o una charnela del esqueleto. Toda terapia enfocada sobre el punto preciso del dolor expresado o del bloqueo evidente está abocada al fracaso, pues no se detectarán ni tratarán los efectos menos visibles ni las razones perfectamente ocultas.

Tratar una espalda es pues, en primer lugar, cuidar a un ser humano, diagnosticar sus problemas, carencias, lesiones y dificultades, llevar a cabo la única terapia que le conviene y que no se parece a ninguna otra, para después conducirle hacia la curación, de la que deberá hacerse cargo él mismo.

Está claro, pues, que la tarea no es ni fácil, ni siquiera posible si uno no se implica por completo. Para ser un buen terapeuta se requiere, en primer lugar, tener la voluntad y la energía, pero también el equilibrio necesario para asumir la intensidad de una relación sin la cual todo tratamiento será superficial y por ello inútil a largo plazo. También se necesita una gran capacidad de saber escuchar y una fuerza de persuasión no menor, pues los pacientes también tienen su parte de responsabilidad en la vasta futilidad de los tratamientos actuales.

Acostumbrados a realizar los menos esfuerzos posibles y satisfechos con ese estado de cosas, suelen acudir a médicos y terapeutas como niños a su madre; esperándolo todo sin tener que hacer nada, pasivamente, sin ni siquiera querer comprender.

Tomemos, por ejemplo, una articulación. Está sostenida mediante grupos musculares y ligamentosos, donde a su vez radican múltiples terminaciones nerviosas que los vinculan al sistema nervioso central, y una red de vasos capilares y venosos, dependientes del sistema cardiovascular, mediante los que se nutren de calcio, fósforo, y todos los elementos indispensables para su constitución y funcionamiento. Si se les alimenta de manera deficiente a los músculos y los huesos, si están infraalimentados en materia de elementos nutritivos nobles, se deterioran y dañan. Si dormimos mal, fumamos, estamos estresados, y si realizamos excesos, la espalda sufre, pero también los órganos, glándulas y vísceras: el conjunto del organismo. ¿De qué sirve desbloquear la articulación de un alcohólico que duerme un par de horas por la noche o de un noctámbulo que no ventila nunca ni su cuerpo ni sus pulmones?

Cuidar es saber comprender y diagnosticar. Pero también convencer, educar y responsabilizar. *Un buen terapeuta necesita pacientes lúcidos y adultos.* También necesita tener un don. El de adivinar, de hacer confiar y persuadir, pero sobre todo el de curar con sus manos. Debe tener "buenas manos", lo cual es un don como cualquier otro, innato más que adquirido.

Unas buenas manos son cálidas, suaves, tranquilizadoras y relajantes. Se las llama manos de oro, mágicas, milagrosas, y no son apelativos muy alejados de la realidad: hay manos que calman y otras que agreden, manos que saben y otras que son ignorantes, manos sutiles y manos groseras.

¿Pero cómo saber si se posee un don? Cómo es posible no hacerse la siguiente pregunta: ¿formo parte de los buenos, de los que pueden salvar cuerpos con sus manos, o no soy más que un "machaca" de la terapia manual? ¿Soy un obrero consciente o un artesano con genio? Cuando llevaba poco tiempo ejerciendo mi oficio me pasaba las noches en blanco pensando en esa cuestión. Sí, obtenía resultados, era cierto, mis pacientes mejoraban, pero, ¿cómo podía saber si poseía lo que separa al que lo hace bien del mejor, cómo medir lo que no es cuantificable? ¿Cómo saber si poseía ese toque, esa calidez, el don de inspirar confianza, de calmar el dolor, de aliviar cuerpos y espíritus, que no se aprende en las escuelas?

Leí y releí un libro que me había impresionado y fascinado en numerosas ocasiones. En *Les mains du miracle*, Joseph Kessel cuenta la vida de Kersten, médico de Himmler y terapeuta excepcional. Yo soñaba y temía a la vez llegar a conocer al autor, y a través de él comprender lo que eran unas manos milagrosas y cómo podía reconocerse que lo eran.

Por entonces trataba a Hervé Mille, redactor jefe de *Paris-Match* y gran amigo de Kessel. Yo era joven, tímido, pero no dudé –puede que porque tal vez confusamente supiese que de ello dependía una parte de mi vida– cuando se me presentó la oportunidad, y le pedí si podía presentarme al autor. Aceptó e incluso concertó una cita en mi nombre, aunque aquella mañana, cuando me encontré frente a una casa de la Rue Quentin-Bauchard, sentí tal ansiedad que tuve que esperar cinco minutos antes de atreverme a tocar el timbre.

Me abrió el propio Kessel. En pijama, con el cabello alborotado, todavía dormido. Me lavé las manos, los brazos, me puse la blusa de trabajo y empecé a tratar aquel cuerpo macizo, marcado por una vida de todo tipo de excesos. El escritor padecía trastornos digestivos y una importante artrosis cervical. Yo experimenté una angustia como ningún otro paciente me había nunca inspirado, pero desde que le puse las manos encima y éstas empezaron a trabajar, me sentí tranquilo y seguro de mí mismo. Mis manos palparon, buscaron, y sentí bajo los dedos los nódulos de grasa que recubrían los plexos neurovegetativos, restos de comilonas memorables y de cogorzas clamorosas. Empecé a amasar, a ablandar uno a uno aquellos depósitos de grasa agarrados por debajo del hígado, de la vesícula, del páncreas y del colon. Joseph Kessel gruñía, se retorcía de dolor, pero no dijo nada. Le traté la nuca, también infiltrada de celulitis y toxinas, síntoma de dramas, tensiones y angustias.

El tratamiento duró mucho tiempo, después le pedí que reposase unos veinte minutos y le esperé en el cuarto de al lado. Me sentí vaciado, incapaz de imaginar qué podría decirle. Cuando apareció, con el pelo desgreñado y aspecto gruñón, se sentó delante de mí y me miró uno o dos minutos con ese aire de malicia y gentileza que adoptaba cuando quería agradar, y finalmente me dijo: «Me ha hecho un daño horrible, tiene unos dedos peores que tizones, pero no tiene nada que enviar a Kersten. Usted también busca los dolores profundos, los plexos, los recorridos nerviosos. Vaya por Dios, esos masajes han sido increíblemente dolorosos... pero me siento bien».

Nos quedamos charlando durante una hora. De él, de Kersten, que acababa de morir en Suecia sin dejar discípulos. A mí me obsesionaba la idea de que este hombre fuera de lo común que le había conocido me dijese, finalmente, si le parecía que yo era capaz o no, también, de tratar y curar. Me dijo que sin duda y me propuso conocer a uno de sus amigos, un lama tibetano que enseñaba terapias manuales.

Continué tratando a Kessel de manera regular lo mejor que pude, pero sin tener ninguna influencia sobre su vida y sus comportamientos de ogro respecto a la comida y los placeres. Uno de los días en que acudí a tratarle conocí al lama tibetano, que permaneció allí, silencioso, durante toda la sesión. En una ocasión en que me paré, él me sonrió y dijo: «Continúe, no cambie nada. Sus manos trabajan solas, instintivamente, están hechas para curar. Busque la calma y la serenidad para usted mismo, pues sólo ellas le ayudarán a curar mejor los cuerpos que se le confían. Aquello que todavía desconoce lo hallará revelado en usted mismo».

Este lama tibetano ya debe haber muerto sin duda, igual que Joseph Kessel, pero dio un sentido a mi vida profesional con pocas palabras.

El primer examen

El primer examen es esencial cuando se entra en contacto con el paciente. Como yo ante todo soy un terapeuta manual, me dedico a observarle antes incluso de hablar de su historial médico y de preguntarle acerca de su enfermedad. Vestido, después desnudo, inmóvil, de pie, sentado, acostado, inclinado... observo su estatura, sus actitudes, su manera de ser, de ocupar el espacio, de moverse.

Después lo tiendo sobre mi mesa de cuidados y le palpo el vientre y luego la espalda. A continuación, y una a una, compruebo el juego de todas las articulaciones para medir la facilidad y amplitud de los movimientos fisiológicos. Ya sé que siente dolor en un lugar muy preciso, pero también sé que no puedo contentarme con dicha indicación bajo pena de olvidar lo que él no sabe, y las lesiones secundaria y primaria inscritas en el fondo desde hace meses o tal vez años.

En esta tarea de aproximación utilizo mis manos como exploradoras. Sensible, y ejercitada a través de los años de práctica, la zona carnosa de mis dedos adivina antes de que comprenda mi cabeza. La propia piel es una fuente inagotable de información: su estado es el reflejo de nuestra salud interior. En su granulación, finura o espesor, leo como en una placa de rayos X el estado del órgano que recubre.

Verifico el pliegue cutáneo utilizando los toques de pinzar y rodar a nivel de los plexos, la nuca, de la espalda y las piernas. Las espesas capas de celulitis, los puntos dolorosos de los plexos, las rigideces de un grupo muscular son los primeros indicios de los traumatismos de toda una vida, que revelan marcas que se han impreso en forma de lesiones en este cuerpo que voy descubriendo. Mis manos son también el mejor y único medio del que dispongo para expresar, aparte de con palabras, la suavidad y el alivio que pretendo aportar mediante mis tratamientos, y la confianza y cooperación que espero a cambio.

Las pruebas de movilidad

La segunda fase de este primer examen, aunque no por ello menos esencial, consiste en pruebas de movilidad destinadas a comprobar la flexibilidad y a detectar los bloqueos de las diversas zonas de la columna vertebral.

Con suavidad, sin forzar jamás, y poniendo todo el cuidado posible para no hacer sufrir al paciente, examino las posibilidades de flexión, extensión, lateroflexión, rotación del raquis cervical, dorsal y lumbar, así como la movilidad de la charnela sacroilíaca, en la base de la espalda. Este examen largo y minucioso deberá permitirme identificar las zonas traumáticas, hipo o hipertónicas, y las posibles lesiones.

Por ejemplo, en la nuca, la flexión normal del cuello debe permitir que el mentón toque el esternón; en extensión el paciente debe poder mirar en vertical; en flexión lateral la oreja debe poder tocar el hombro; en rotación el mentón debe poder tocar la articulación clavicular. En cuanto a los niveles dorsal y lumbar, el paciente ejecuta los mismos movimientos acostado, de pie, y luego sentado.

Tras descubrir su cuerpo con mis manos, leo en la espalda del paciente, como en un libro entreabierto, una parte de su historial. Luego sólo queda pedirle que vuelva a vestirse y, durante un rato largo, escucho cómo responde o se calla ante las preguntas que le hago y cómo a veces me habla sobre cosas que no le he preguntado (35-47).

PRUEBAS DE MOVILIDAD DE LAS CERVICALES

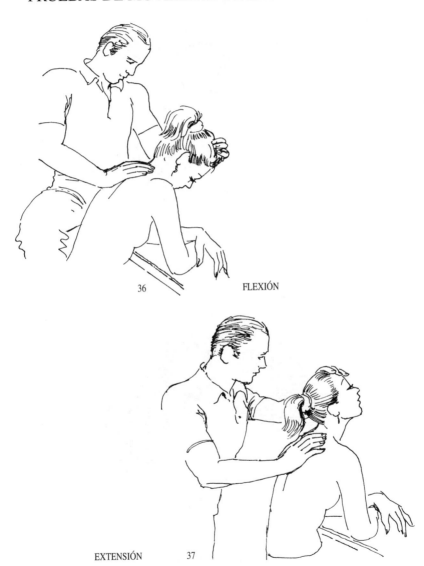

36   FLEXIÓN

EXTENSIÓN   37

143

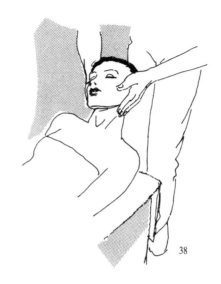

38

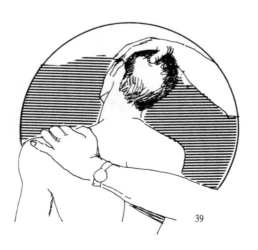

39

FLEXIONES LATERALES

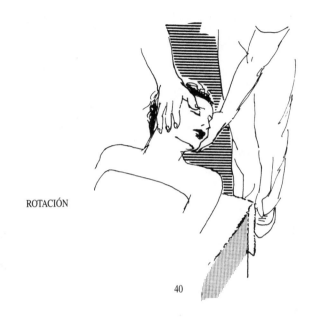

ROTACIÓN

40

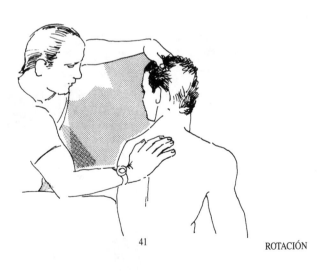

41   ROTACIÓN

PRUEBAS DE MOVILIDAD DE LAS DORSALES

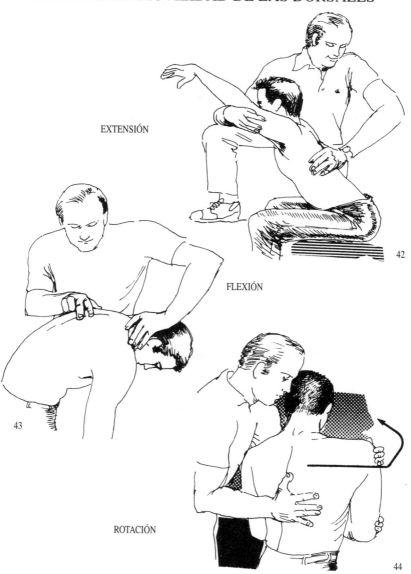

EXTENSIÓN

42

FLEXIÓN

43

ROTACIÓN

44

PRUEBAS DE MOVILIDAD DE LAS LUMBARES

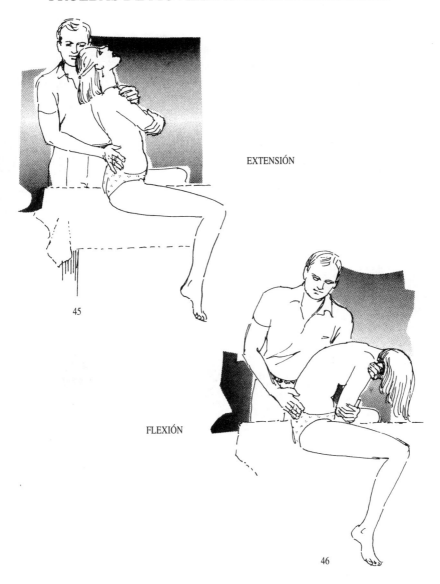

EXTENSIÓN

45

FLEXIÓN

46

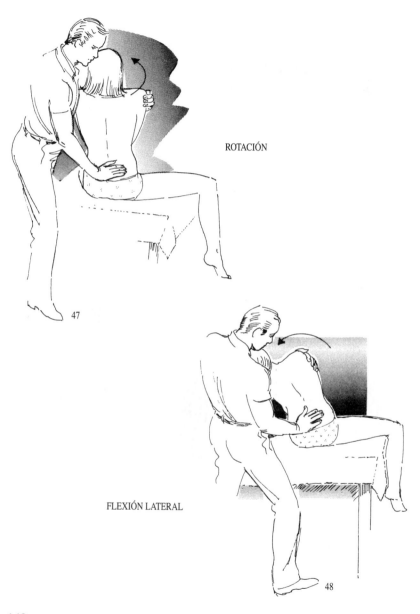

ROTACIÓN

47

FLEXIÓN LATERAL

48

Una entrevista a cuerpo abierto

Cuando llega un nuevo paciente, encerrado en su ropa de calle, molesto a causa de mil problemas cotidianos, estresado por los sufrimientos acumulados y angustiado ante la ignorancia de lo que le espera, se le nota que está mal en su piel. Treinta o cuarenta minutos más tarde se sigue sintiendo solo frente al terapeuta, que soy yo, pero ya no tiene miedo.

Primero hablamos de su cuerpo, pues es lo que le preocupa, molesta e imposibilita. Todavía no sabe que ese pedazo de músculos, carne y hueso está dirigido por su cabeza y sus estados de ánimo, y aunque yo ya sé que antes de que finalice el tratamiento habremos abordado ese tipo de problemas denominados psicológicos, en este momento no está dispuesto a contarme sus secretos.

Edad, peso, altura, dolores de todo tipo, profesión, situación familiar, medios de vida... Acepta contestar a todo eso, que toma por un interrogatorio banal, tal vez algo más inquisitivo que otros por los que ya ha pasado, pero sin consecuencias. Suele estar acostumbrado. Ya le han tratado otros antes que yo y se espera, que, al igual que en esos casos, yo voy a concentrar mi atención y tratamientos en la parcela dolorosa. Ha venido por su ciática o por su lumbago, y el resto no tiene importancia.

No obstante, a partir de ese día intentaré hacerle entrever que o le curaré del todo o de nada, y que el camino que vayamos a recorrer juntos hacia su curación exigirá de él mucha lucidez y un poco de valor.

Lo esencial es el contacto que se crea entre nosotros, más allá de las palabras, pues para reeducar un cuerpo también hay que reeducar el espíritu y volver a armonizar una vida. Al principio los hay que mienten, por miedo, timidez o porque, simplemente, se mienten a sí mismos. Pero sé que un día acabarán comprendiendo lo esencial: su cuerpo es el reflejo de lo que viven y de lo que son.

MIS TRATAMIENTOS

Todos mis tratamientos están dirigidos a un solo objetivo: la curación no momentánea ni parcial, sino total y definitiva de mi paciente.

Todos obedecen a las mismas reglas: prudencia, suavidad y progresión.

Un tratamiento nunca debe agredir. Una maniobra nunca debe hacer daño, salvo en un caso: cuando se trate de hacer desaparecer los depósitos celulíticos de encima de los plexos. Cuando un paciente sufre, el terapeuta debe detenerse al punto: sucede o que va demasiado deprisa o que se equivoca. En terapéutica no debe tomarse ningún riesgo inconsiderado, y debemos poner el mayor de los cuidados en no infringir ningún traumatismo a nuestros pacientes. Por ello hay que rechazar toda maniobra terapéutica violenta, e incluso simplemente enérgica.

También es inútil esperar que un caso se parezca a otro. No existen dos ciáticas parecidas ni dos tortícolis similares, simplemente porque no hay dos pacientes idénticos. Cada enfermo es único y ello exige que el terapeuta se identifique con él. Así pues, mis tratamientos varían dependiendo de que se dirijan a un hombre o una mujer, un obeso o un delgado, una persona nerviosa o una tranquila. Varían según el tiempo que hace. Cuando hace humedad el paciente cansado y deprimido necesitará maniobras relajantes. En tiempo seco y frío serán más profundas y estimulantes. Y tampoco serán las mismas si es por la mañana o al final de la jornada. Por la mañana elijo maniobras inhibidoras que estimulan el organismo, activan la circulación sanguínea y regulan la tensión arterial. A partir de las cinco de la tarde trabajo utilizando maniobras suaves, poco profundas, que calman y preparan para el sueño.

Si tuviera que resumir su objetivo, diría que todos mis tratamientos están concebidos para relajar, flexibilizar y deshacer nudos de tensión. Flexibilizar los músculos para devolverles su elasticidad y su curva externa normal. Relajar el sistema nervioso central. Deshacer nudos en los plexos que gobiernan el sistema neurovegetativo. Resolver poco a poco tensiones de todo tipo. Soltar una a una las articulaciones.

Para ello dispongo de maniobras conocidas, enseñadas en todas las escuelas de terapias manuales, pero raramente utilizadas al máximo de sus posibilidades. No obstante, bastan para tratar y curar a nueve pacientes de cada diez, a condición de querer utilizarlas y saber acoplarlas o alternarlas en función del paciente al que hay que tratar. Al igual que algunos intérpretes tocan todas las teclas de un piano y otro sólo unas cuantas, algunos terapeutas utilizan todas estas maniobras una tras otra, pues cada una tiene sus virtudes y sus indicaciones. Otros sólo usan una parte, incluso ninguna, por falta de tiempo o energía.

Éstas son las maniobras que se agrupan bajo el nombre genérico de masajes, y que describiré a continuación. Para ser bien ejecutadas, paciente y terapeuta deben estar situados correctamente uno con respecto al otro, con el paciente tendido en una mesa de tratamiento situada a la altura correspondiente (antes que en el suelo o en la cama) para que el terapeuta pueda acceder con facilidad a todas las partes del cuerpo. Ambos deben hallarse relajados, el practicante porque debe transmitir a su paciente ondas de fuerza y serenidad, y el paciente porque unos cuidados no pueden ser provecho para un cuerpo tenso y contraído.

Imposición de manos

Se trata simplemente de colocar las manos sobre una zona del cuerpo y luego sobre otra. Inmóviles y calientes, las manos calman, relajan y sosiegan mediante el contacto (49).

49

151

Deslizamiento

Es la maniobra mediante la que suele comenzar el tratamiento.

Las palmas de las manos, muy abiertas, se deslizan suavemente sobre la superficie de la piel, sin apoyarse en ella, como si fuese una caricia.

El deslizamiento suele practicarse desde la punta de las extremidades hacia el centro del cuerpo, pero también puede ser circular. Provoca una vasodilatación, proporciona una sensación cálida, calma el dolor al disminuir la sensibilidad de la zona en cuestión y prepara para las maniobras siguientes (50).

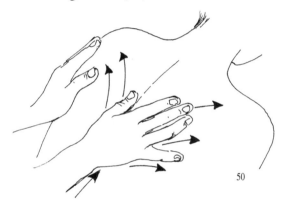

50

Amasar

Masaje del plano profundo, el amasamiento se utiliza sobre todo para deshacer las tensiones musculares. Puede realizarse con una o dos manos.

En el primer caso, la mano se adapta todo lo posible a la masa muscular. La palma sólo roza, mientras que los dedos levantan y desplazan el músculo. En el segundo, las dos manos aprietan los músculos entre los dos pulgares, frente a los otros cuatro dedos. La maniobra se inicia en el extremo del músculo y se efectúa mediante un movimiento de torsión en el sentido de las fibras musculares.

Lento y profundo, el amasamiento tiene una acción mecánica. Mejora la circulación venosa y linfática, permitiendo una mejora en la nutrición del músculo, al que ayuda a recuperar su flexibilidad (51).

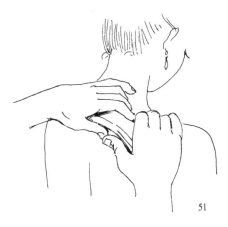

51

Ablandar

Es una variante del amasamiento destinado especialmente a los tejidos blandos, como la pared abdominal. Se toma el tejido con las manos enteras, mediante grandes pliegues que se amasan con firmeza para activar la circulación y tonificarlos (52).

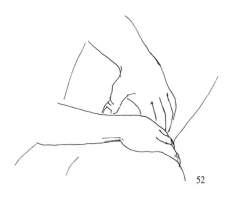

52

153

Presión

La presión puede llevarse a cabo con la parte carnosa de varios dedos sobre zonas muy concretas, o bien con la palma de la mano en zonas más amplias. La presión se efectúa apoyando primero sobre el talón de la mano y después la parte carnosa de los dedos, presionando con el borde externo de la mano y la palma.

Esta maniobra de drenaje afloja los músculos, flexibiliza las articulaciones, y calma y tonifica los órganos (53).

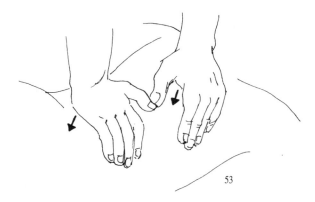

53

Presión y rotación

Para maniobras más profundas, la presión puede ir acompañada de un movimiento de rotación (54).

Vibración

Con la parte carnosa de uno o varios dedos, o con la palma de la mano, el terapeuta, que ha bloqueado todas las articulaciones de su antebrazo, imprime vibraciones de diez a doce segundos sobre la zona a tratar, para a continuación desplazar la mano unos pocos centímetros y empezar de nuevo.

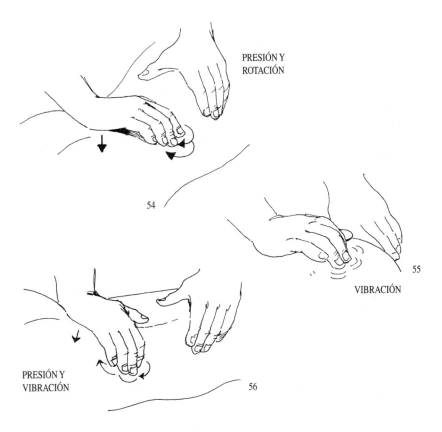

PRESIÓN Y
ROTACIÓN

54

55

VIBRACIÓN

PRESIÓN Y
VIBRACIÓN

56

Cuando son suaves y progresivas, las vibraciones tienen una acción calmante sobre la hiperexcitación de los nervios En cambio, si son fuertes resultan estimulantes (55).

Presión y vibración

Para obtener un resultado más rápido, los movimientos de presión y de vibración pueden estar encadenados sobre un lugar preciso y tetanizado (56).

Digitopuntura

Las maniobras ejecutadas con uno, dos dedos o el índice se denominan toques de digitopuntura. Practicados con el pulgar, el índice y el dedo corazón mediante maniobras repetidas de quince a veinte segundos de duración cada una, permiten un tratamiento localizado sobre una zona lesionada. También permiten, por ejemplo, deshacer nódulos que se fijan a lo largo de las fibras musculares e impiden su elasticidad. Resultan tan eficaces, si no más, que las realizadas con agujas de acupuntura. Tampoco revisten peligro alguno y son especialmente eficaces para tratar cualquier región inflamada (tortícolis, periartritis, neuralgias, ciática) (57).

Pinzar y rodar

Se pinza la piel entre el pulgar, el índice y el dedo corazón. Se la separa ligeramente y se la hace rodar con suavidad entre los dedos, como si fuese un lápiz.

Cuando la articulación o el órgano subyacente gozan de buena salud, la piel se despega fácilmente y el pliegue que forma no excede el centímetro de espesor. En caso contrario, si los tejidos profundos han sido invadidos e inflamados por una capa celulítica, el pinzar y rodar, precisamente destinado a hacer desaparecer esos depósitos de grasa, puede resultar muy doloroso.

Los toques de pinzar y rodar también pueden utilizarse para detectar y tratar las infiltraciones celulíticas del tejido conjuntivo, sobre todo a la altura de los diversos plexos (58).

Percusión

Se realiza percutiendo regularmente la piel, bien con la yema de los dedos flexionados, o con toda la palma, como un aplauso, o bien con el puño cerrado. Se suele practicar a lo largo de una articulación o de un músculo tetanizado.

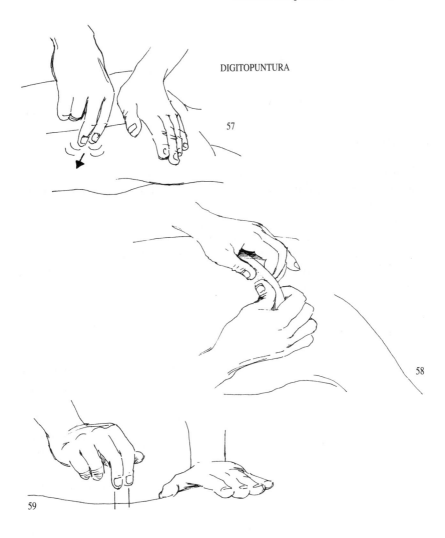

DIGITOPUNTURA

57

58

59

La percusión, acción superficial, puede, por reflejo, actuar a distancia. Por ejemplo, puede provocar la contracción de un músculo atrofiado. También permite, en ciertos casos, tratar un bloqueo sin hacer uso de manipulaciones (59).

157

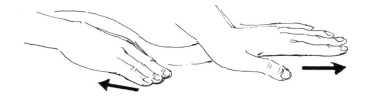

60

Elongación

Natural, esta maniobra rítmica pero no sostenida estira uno o varios grupos musculares, una articulación, o toda o una parte de la columna vertebral.

Sobre todo permite, sin entrañar peligro alguno, flexibilizar los músculos de la espalda, "descomprimir" las vértebras entre sí, y favorece la rehidratación de los discos intervertebrales.

Al relajar al paciente, ejerce una acción directa sobre el sistema neurovegetativo (60).

Deslizamientos profundos

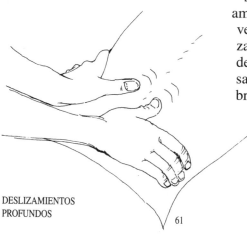

DESLIZAMIENTOS
PROFUNDOS

61

Se apoyan los pulgares a ambos lados de la columna vertebral y empiezan a deslizarse hacia arriba, sin dejar de ejercer presión, desde el sacro a la nuca. Esta maniobra debe ejecutarse seguida, sin interrupción, y repetirse una docena de veces.

Suelo utilizar una crema de alcanfor o un aceite esencial (61).

Tracción

La tracción es una elongación mantenida y practicada en un eje muy preciso (62).

Maniobras de postura

Tracciones y elongaciones componen las técnicas de base que permiten realizar lo que se denominan maniobras de postura. Suelen llevarse a cabo con ayuda de aparatos, pero evidentemente en una terapia manual se tiene más flexibilidad y la posibilidad de seguir de cerca las reacciones del paciente.

La duración de una postura no puede definirse de una manera fija. Suele mantenerse durante algunos minutos, pero a veces, unos momentos de descanso (imposibles con un aparato) alivian al paciente.

Este método es muy útil para combatir rigideces, relajar la columna vertebral y aportar alivio a los discos intervertebrales (62).

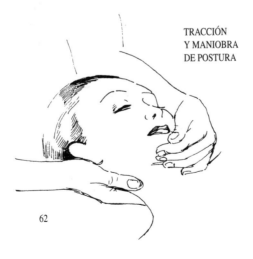

TRACCIÓN
Y MANIOBRA
DE POSTURA

62

Movilización

Complemento muy eficaz de los masajes, la movilización recibe en ocasiones el apelativo de gimnasia pasiva, pues no requiere la participación del paciente. El terapeuta es el único que interviene movilizando la articulación mediante movimientos rítmicos y sin sobrepasar la amplitud fisiológica normal. La movilización siempre debe ser suave, progresiva e indolora. Lo que conseguirá aflojar los tejidos anquilosados y las articulaciones contraídas será la repetición del movimiento.

Esta terapéutica da buenos resultados en todos los casos de rigidez y anquilosamiento articular, sea cual fuere su origen (63).

El complemento de estos métodos pasivos es siempre una gimnasia activa apropiada, necesaria para obtener un mejor resultado, y sobre todo un resultado duradero.

Mi método de la imaginación me ha permitido curar centenares de espaldas. ¿Por qué no la suya?

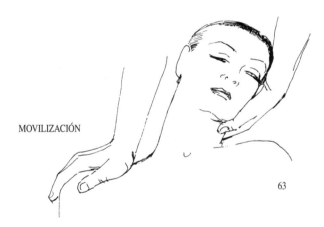

MOVILIZACIÓN

63

LA GIMNASIA DE LA IMAGINACIÓN

Hacer gimnasia no significa evidentemente hacer cualquier gimnasia. La que yo aconsejo a mis pacientes, y que denomino gimnasia de la imaginación, tiene un objetivo muy preciso:

- relajar los músculos,
- flexibilizar la columna y devolverle una movilidad perfecta, "descomprimir" los discos intervertebrales y facilitar su rehidratación,
- reforzar las articulaciones,
- tonificar los músculos,
- sustituir o compensar la falta de actividad física entre los sedentarios,
- fortalecer el estado psicológico,
- aprender a controlar la respiración.

Mi método se basa en actitudes cotidianas: trabajos manuales y gestos del pasado olvidados en la vida moderna, como cortar leña, sacar agua del pozo, trepar por una cuerda, clavar estacas, empujar, estirar o llevar una carga pesada. Antaño, esas acciones físicas contribuían a equilibrar, liberar y descargar estrés, angustia y agresividad. Como en la actualidad no nos movemos mucho, hay que recuperarlos teniendo en cuenta la tensión que imponen a una espalda y a un corazón poco acostumbrados a realizar esfuerzos.

No se trata, pues, de ponerse a cortar leña o a clavar una hilera de estacas como poseídos. En mi método nos contentamos con imaginar que se estira o levanta una carga o cargas cada vez más pesadas, en un eje muy concreto, que corresponde exactamente al músculo o grupo muscular que se desea hacer trabajar. Cada movimiento debe pensarse y estar perfectamente controlado. El gesto debe ser seguido y voluntario. La contracción de los músculos es reflexiva y voluntaria. Trabajan isométricamente, es decir, mediante movimientos sostenidos de entre seis y diez segundos. Cada uno trabaja dependiendo de su propia fuerza.

La gimnasia de la imaginación, que proporciona flexibilidad al cuerpo y sosiego al espíritu, puede ser practicada por todo el mundo a cualquier edad.

Hecha para relajar, nunca debe practicarse forzando, y debe detenerse todo movimiento que provoque dolor.

A mis pacientes les aconsejo que le consagren de cinco a diez minutos al día, preferiblemente por la mañana y la noche.

En todos los movimientos el cuerpo está separado en dos partes

La parte fija (punto fijo):

- los pies y las piernas se hunden en el suelo,
- las nalgas se contraen con fuerza para bloquear la pelvis caída, el pubis mira hacia arriba,
- se mete ligeramente el vientre, pero conservando la flexibilidad.

La parte móvil:

- la espalda adopta una ligera cifosis o está derecha,
- el pecho bien suelto hacia delante,
- los brazos y hombros muy sueltos para poder ejecutar todos los movimientos en el espacio (estirar, levantar, empujar...)

La respiración

Juega un papel primordial en la ejecución de los movimientos. El corazón no debe superar las 130-140 pulsaciones por minuto.

- Inspire con suavidad por la nariz durante todo el estiramiento (de 6 a 10 segundos).
- Espire por la boca abierta y suelta al regresar a la postura inicial (de 6 a 10 segundos).

162

– La respiración sigue exactamente el movimiento y lo apoya. Cuando se está en el estiramiento, el esfuerzo se hace intenso, y el ritmo respiratorio debe acelerarse para permitir que el corazón conserve el mismo caudal (64 a 78).

1. De pie, con las piernas separadas, el brazo izquierdo estirado en el aire, la palma de la mano abierta hacia el techo, y con el brazo derecho extendido hacia el suelo, con la palma mirando hacia abajo.

Inspire lentamente por la nariz y espire con fuerza por la boca. Mantenga la postura durante un minuto imaginando que levanta una carga muy pesada hacia lo alto con el brazo izquierdo y que aprieta otra igualmente pesada hacia abajo con el brazo derecho.

Cambie de lado.

Cinco veces. Ritmo lento.

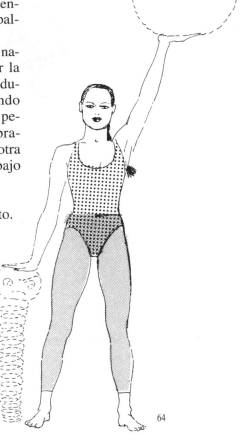

64

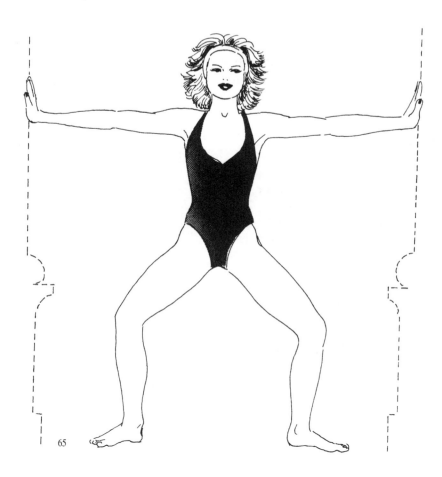

65

2. De pie, con las piernas separadas y adoptando una semiflexión, los brazos extendidos paralelamente al suelo.

Inspire imaginando que está empujando dos paredes con las palmas de las manos.

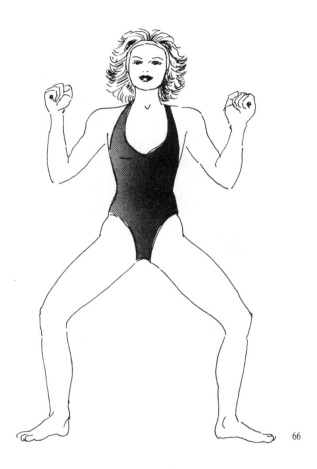

66

Espire cerrando los puños como si estuviese atrayendo dos pesos hacia los hombros.

Cinco veces. Ritmo muy lento.

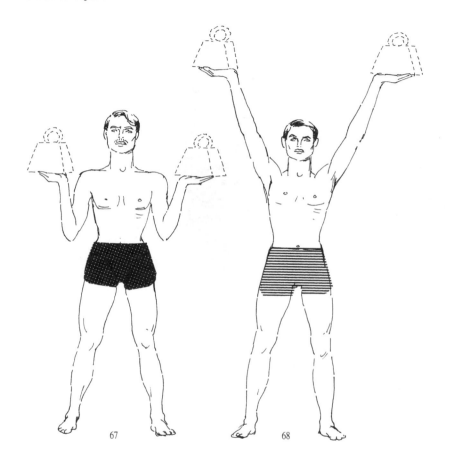

67 68

3. De pie, con las piernas separadas, los codos cerca de la cintura y las palmas de las manos vueltas hacia el techo.

Inspire imaginando que empuja dos cargas muy pesadas hacia el techo.

Hunda las piernas en el suelo. Espire al regresar a la postura inicial.

Cinco veces. Ritmo muy lento.

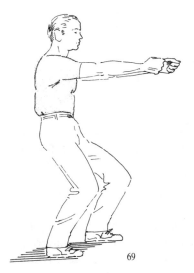

69

4. De pie, con las piernas semi-flexionadas, incline la pelvis, el pubis hacia arriba, la espalda derecha y flexible, los brazos –paralelos respecto al suelo– estirados hacia delante, con los puños cerrados.

Inspire imaginando que estira dos cargas muy pesadas hacia usted, acercando los codos al cuerpo.

Espire imaginando que las rechaza hacia delante con las palmas de las manos abiertas. Meta el vientre, redondee la espalda como si empujase una pared imaginaria.

Cinco veces.

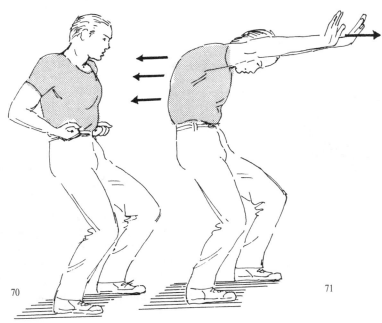

70

71

167

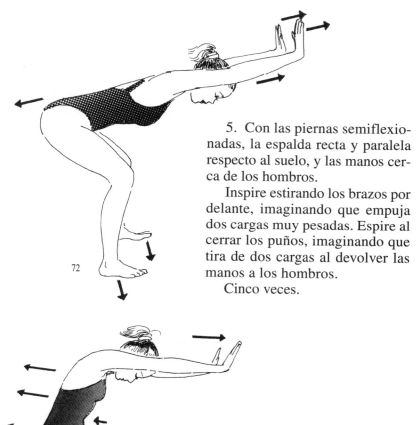

5. Con las piernas semiflexionadas, la espalda recta y paralela respecto al suelo, y las manos cerca de los hombros.

Inspire estirando los brazos por delante, imaginando que empuja dos cargas muy pesadas. Espire al cerrar los puños, imaginando que tira de dos cargas al devolver las manos a los hombros.

Cinco veces.

6. Pierna izquierda estirada por delante, pierna derecha en semiflexión, la cabeza suelta entre los brazos estirados hacia delante.

Inspire y, al espirar, imagine que empuja una carga muy pesada por delante, con las palmas de las manos abiertas, y que con la espalda empuja una pared imaginaria.

Cinco veces con cada pierna.

168

7. Pierna derecha estirada hacia atrás, pierna izquierda flexionada por delante, las manos en los hombros.

Inspire levantando los brazos en el aire con las manos abiertas, imaginando que levanta dos cargas muy pesadas. Hunda los piel en el suelo. La pierna derecha, la espalda y los brazos están en línea. Espire y cierre los puños, imaginando que coge una carga y que la atrae hacia los hombros.

Cinco veces con cada pierna.

74

75

8. En equilibrio sobre la pierna izquierda, la pierna derecha estirada hacia atrás y la espalda paralela con respecto al suelo, las manos en los hombros.

Inspire imaginando que empuja una pared de cada lado, una con las palmas de las manos y otra con la planta del pie. Espire imaginando que tira de dos cargas muy pesadas devolviendo las manos a los hombros.

Cinco veces con cada pierna.

9. Sentada sobre los talones, la espalda inclinada 45°, manos en los hombros.

Inspire tendiendo los brazos hacia arriba imaginando que empuja dos cargas muy pesadas con las palmas de las manos. Espire y cierre los puños, devolviendo las manos a los hombros imaginando que tira de dos cargas muy pesadas (76).

10. Sentada sobre los talones, la espalda derecha e inclinada 45°, las palmas de las manos reposando en el suelo a cada lado de las rodillas.

Inspire y, al espirar, empuje las palmas de las manos contra el suelo, redondeando la espalda e imaginando que empuja un saco muy pesado que tiene en la espalda, ocupando el espacio entre la nuca y la pelvis. Inspire al recuperar la postura inicial.

Diez veces (77 y 78).

Tratar la espalda no es suficiente

De la misma manera que tratar únicamente las vértebras lumbares de alguien que padezca lumbago no es sólo una negligencia sino un grave error terapéutico, también tratar una espalda sin interesarse por el conjunto de razones por las que un paciente sufre es algo que resulta inadmisible y puede conducir al fracaso.

Porque existen otros factores, que no son los simples desarreglos articulares o musculares, responsables de algunos de los dolores que afectan la columna vertebral. Uno de los más importantes es lo que suele etiquetarse como "estrés", que agrupa para mí el conjunto de tensiones y trastornos psicológicos de la vida cotidiana.

Deshacer las tensiones psicológicas

Ningún ser humano escapa a los problemas y preocupaciones, pequeños y grandes. Ninguna vida se desarrolla sin golpes y dramas de algún tipo. Ninguna criatura pensante puede evitar toda forma de duda o angustia. Todo lo que vivimos y experimentamos se traduce a nivel corporal de manera pasajera o indeleble, profunda o superficial. Se dice, en lenguaje popular: «tengo un nudo en el estómago», «estoy tenso», «eso me revuelve el estómago». Estas imágenes, y otras más, traducen la realidad física de nuestros problemas psicológicos. El corazón, los nervios, los vasos sanguíneos y los músculos sufren, se atrofian o retraen, están hiperexcitados o átonos, funcionan con armonía o se desajustan según los momentos y las circunstancias, pues ellos también obedecen las órdenes emanadas del cerebro. Todos sabemos que podemos hacernos daño sin necesidad de sufrir ningún traumatismo físico, perder el apetito a causa de una decepción sentimental o padecer dolor de cabeza sin tener que sufrir de sinusitis.

Mis tratamientos, como ya hemos visto, están todos ideados para relajar y soltar los diversos sistemas orgánicos, y también para deshacer las tensiones psicológicas, origen de la mayoría de las tensiones físicas.

Para estos casos las manos son una ayuda preciosa. El contacto físico calma por sí mismo, y no puedo entender cómo psiquiatras y psicoterapeutas recurren en tan pocos casos a las terapias manuales.

Además, la relajación que aportan los masajes favorece el diálogo. Entre mis pacientes y yo se establece un clima de sosiego y confianza propicio a las confidencias. Poco a poco, según van sintiéndose mejor, comprenden que para estar bien en su piel, también deben estarlo en su cabeza y en su vida. El trabajo que he iniciado lo continuamos juntos, y a partir de ese momento podemos tener esperanzas en que tendrá lugar una curación, pues el resultado siempre es más rápido y positivo cuando el paciente se tranquiliza, se relaja, está dispuesto a dejarse ir, y no se contrae ni se pone rígido, como suele ser el caso al principio de los tratamientos.

Tratar los trastornos funcionales

El nerviosismo, la angustia, el estrés y las sacudidas físicas no sólo afectan a los sistemas cardiovascular, muscular o articular, sino que también son origen de trastornos funcionales, es decir, de perturbaciones del sistema neurovegetativo, de un órgano, glándula o víscera. De la sinusitis a la colitis, de la gastritis a la aerofagia o el estreñimiento, los trastornos funcionales son múltiples, y sus síntomas innumerables, formando parte de los males que tan a menudo se descuidan equivocadamente. El trastorno funcional, una disfunción benigna al principio, se va agravando poco a poco hasta la aparición de una enfermedad orgánica que costará muchísimo curar. Está claro que dichos trastornos, incluso si no revisten gravedad, se van añadiendo a otros y que, poco a poco, toda lesión de un sistema acaba perturbando a otros sistemas, creándose en el organismo una situación anormal a la que éste responderá a través de manifestaciones de inadaptación y dolor.

Tratamiento de los plexos

Para tratar los trastornos funcionales y de otra naturaleza debidos al estrés, hay que saber tratar los plexos, puntos muy precisos, generalmente minúsculos, situados a lo largo de un meridiano. Cada uno de ellos corresponde a una glándula o un órgano, que a su vez pertenece a un sistema, como por ejemplo al neurovegetativo.

El doctor Henri Jarricot, especialista en medicina interna, osteópata, acupuntor y pionero de la auriculoterapia, descubrió y enumeró los plexos, definiendo con precisión el papel de cada uno de ellos.

Cada plexo "domina" el órgano, la víscera o la glándula situada en su proximidad. Tratando un plexo grande como una cabeza de alfiler se puede descongestionar, estimular y fortalecer ese órgano o glándula, y así obrar sobre todo el sistema del que depende (ver pág. 111).

Cuando la glándula u órgano dominado por un plexo se halla congestionado, funciona mal, el plexo está muy dolorido y a menudo revestido de un depósito celulítico. Se tratará entonces de hacer desaparecer este último, como ya hemos visto, a través de toques de ablandamiento y de pinzar y rodar (ver pp. 153 y 156).

Una vez que haya desaparecido, el órgano recuperará su funcionamiento normal y el circuito energético, interrumpido en ese lugar, será restablecido.

Sea cual sea la lesión o patología en cuestión, la primera fase del tratamiento siempre incluirá estos mecanismos y se interesará simultáneamente por el conjunto del cuerpo y de la personalidad del paciente.

Es imposible adelantar cuánto tiempo dura esta primera fase de la terapia, dependiendo de lo ligada al pasado que esté, a las condiciones de vida y al temperamento del paciente. Afirmar que un tratamiento durará ocho o doce semanas no tiene sentido. Para mí, cuando no se percibe mejora al cabo de cuatro o cinco sesiones es porque existe una enfermedad orgánica no detectada y por ello es necesario practicar todos los exámenes y análisis susceptibles de ayudar a su diagnosis. También podría decir que por término medio los tratamientos suelen dar buenos resultados al cabo de uno o dos meses, a razón de una sesión por semana. Sin duda, quienes lleguen con la esperanza de que desde el primer día de tratamiento ya sabrán cuánto tardarán en curarse, se llevarán un chasco. Pero responder dando una fecha sería mentir e ignorar que estos tratamientos están dirigidos a patologías íntimamente relacionadas con factores personales y subjetivos.

La adaptación a la curación

Del mismo modo que el dolor, la lesión o la enfermedad son fenómenos de adaptación del organismo a un golpe, traumatismo, agresión vírica, microbiana o de otro tipo, también el retorno al estado normal, cuando se trata de lesiones que duraban desde hacía tiempo, el organismo necesita un esfuerzo de adaptación para vivir su nuevo estado de curación. Estos fenómenos conforman un engranaje natural tan complejo que sus mecanismos no se perciben de manera tangible. Sólo son perceptibles sus consecuencias: nuevas posturas, movimientos, actitudes e incluso deseos y comportamientos distintos.

Un tratamiento que haya tenido éxito se habrá encargado de las lesiones terciaria, secundaria y primaria, es decir tanto de la lesión final de compensación como de la precedente de adaptación, y de la primera, olvidada. Y si, para establecer su diagnóstico, el terapeuta debe ir de la lesión terciaria a la primaria, para conducir a su paciente a la curación debe ocuparse simultáneamente de todos los estadios y localizaciones de degradación y disfunción del organismo. Así pues, deberá rearmonizar a la vez el conjunto de las funciones, que son actividades específicamente asumidas por una parte determinada del cuerpo y de la estructura ósea.

El cuerpo humano, enormemente adaptable, también tiene sus límites. Sabe reaccionar en situaciones intensas e inesperadas, y no obstante, tiende a ser sedentario y se aposenta en costumbres de las que le cuesta escapar. Adaptar un cuerpo a la curación es hacerle aprender a vivir de nuevo, a moverse, a funcionar. Y la regla imperativa mediante la que conseguirlo es no forzarle jamás queriendo, por ejemplo, ir demasiado deprisa.

Tras algunas semanas o meses de tratamiento, las articulaciones contraídas desde hace mucho tiempo dudan a la hora de recuperar su amplitud fisiológica normal, los órganos amodorrados se las ven y se las desean para reanudar un ritmo natural de funcionamiento. Los músculos no acaban de saber aprovechar la flexibilidad por fin recuperada, y el cuerpo entero es libre pero también frágil a causa de la falta de práctica...

Es necesario, pues, acompañar paso a paso este renacimiento que es la curación, jalonar las etapas y saber indicar al paciente qué puede o no puede hacer, y los tratamientos o ejercicios que le ayudarán.

Curarse para siempre

Según los casos, para curarse del todo hacen falta entre tres meses y un año.

Y para no volver a sufrir más de la espalda hace falta toda una vida.

Reeducar el cuerpo

Curarse de la espalda es recuperar la posibilidad de moverse, de vivir como se quiere, sin temer las consecuencias de los mínimos gestos, sin poner atención, sin volver a tener miedo de hacerse daño. A menudo he visto a pacientes antiguos que casi se han olvidado de que en un cierto momento de su existencia todo les parecía arriesgado o peligroso, algo que les provocaba crisis insoportables. Digo "casi" olvidado, porque en el fondo de nuestra memoria corporal permanece el recuerdo de todos esos meses o años, y de que para no volver a padecer de la espalda, hay que tener la voluntad y el valor de tomar ciertas precauciones.

Como, por ejemplo, que hay que practicar una gimnasia de mantenimiento o una actividad física elegida porque conviene y para que mantengan en forma las zonas más frágiles del cuerpo. Esta gimnasia, esta actividad, este deporte, deberá practicarse sin forzar el cuerpo pero regularmente, así que deberá elegirlo con cuidado.[1] Si no se siente atraído por ninguna de estas actividades no podrá practicarla ni a menudo ni durante el tiempo necesario. Y si no extrae ningún placer de ello existen muchas posibilidades de que no le hagan ningún bien.

Como durante todos estos años he investigado pacientemente los métodos más eficaces, cuento evidentemente con algunas ideas acer-

1. *La Forme naturelle*, Pierre Pallardy.

175

ca de las actividades que me parecen más convenientes. Al haberme dado cuenta de la importancia de las reacciones, del temperamento y de la naturaleza de cada uno, también sé que más vale un deporte o una gimnasia tal vez menos completos, pero realizados con alegría, que movimientos perfectos ejecutados sin alma.

Gimnasia de la imaginación

Si le gusta la gimnasia, si tiene un horario que le impide disponer de mucho tiempo para usted mismo, y si durante los fines de semana prefiere leer o ir al cine en lugar de correr o nadar, puede hacer algunos ejercicios de la gimnasia de la imaginación (ver pág. 161) durante algunos minutos, por la mañana y por la noche.

El mejor deporte: el que le resulte placentero

A veces me sorprendo al enterarme de que algunos médicos o terapeutas no dudan a la hora de prohibir categóricamente a sus pacientes la práctica de su deporte favorito a fin de acabar con el dolor de espalda. Para mí esa actitud es un error: la persona privada de su deporte favorito se siente discapacitada. En ese caso no se consigue más que añadir una frustración más a un estado ya de por sí degradado y doloroso.

Por lo general, los tratamientos locales (manipulaciones, infiltraciones, antiinflamatorios) no hacen más que ocultar el dolor. Es el método más seguro para convertirlo en un dolor crónico.

Por el contrario, yo preconizo continuar la actividad deportiva siempre que se cumplan las siguientes condiciones:

- Cuidar el cuerpo a diario (incluso los días sin deporte) mediante un calentamiento de cinco a siete minutos antes y después de la actividad en cuestión.
- Descubrir y eliminar el mal gesto técnico responsable de los dolores.
- Progresar al propio ritmo.

- Equilibrar la alimentación, beber antes, durante y después del deporte.
- Aplicar mi método de la imaginación (ver pp. 161/170).
- No pasar por alto ninguna señal de alarma (curvaturas persistentes, pequeños dolores de tendones o articulaciones, etc.). Hágaselo mirar urgentemente pues se corre el riesgo de desequilibrar la estática vertebral, origen del dolor de espalda.

Teniendo presentes estas condiciones elija el deporte o actividad que más le plazca: no hay ninguno prohibido. Ni el tenis, ni la equitación, ni el motociclismo le harán daño.

Con una sola condición: nunca se fuerce.

No se maltrate pues su organismo reaccionará para defenderse y creará otras lesiones distintas de las que por fin se había curado, y todo volverá a empezar de nuevo.

El único desafío que tiene por delante es el de conseguir un verdadero equilibio (es decir: protegerse la espalda haciendo deporte).

Finalmente, para todos aquellos que sienten horror ante la posibilidad de tenerse que mover, para los intelectuales a los que se les cae la moral al suelo ante el pensamiento de tener que andar una hora, hay otro método que he puesto a punto para que puedan conservar, a pesar de todo, una espalda impecable durante el máximo tiempo posible.

Tres minutos de respiración cada hora pueden salvarle la espalda

Veinte minutos de gimnasia por la mañana y diez minutos por la noche es demasiado para el 99 % de todos nosotros. No hay tiempo, ni ganas, ni valor... Y el: «es que por la mañana tengo mucha prisa» y los: «esta noche me voy a acostar y mañana ya veremos» son comunes, debilitando todas las voluntades y multiplicando los fracasos.

Yo me esforcé durante mucho tiempo. Insistía, quería convencer, pero no obtuve más que decepciones. Así que tuve que cambiar de táctica, aunque no de objetivo, pues de una cosa sí que estaba seguro: mis enfermos debían hacerse cargo de ellos mismos para mejorar los resultados del tratamiento y disponer de todas las opciones de curación. Entonces sustituí las dos sesiones de gimnasia cotidianas por tres minutos (¡no son nada!) de respiración (¡qué fácil!), siempre, en todas partes, en todas las situaciones y posturas.

¿Cómo respirar?

Inspire muy despacio por la nariz haciendo que el aire suba desde el vientre a los pulmones y que esta ascensión le enderece la espalda. Al principio la inspiración se alargará durante cinco segundos, y cuando tenga práctica y haya aprendido a controlarse percibirá que ya dura diez.

Sin forzar, marque un pequeño descanso reteniendo el aliento.

A continuación, espire con suavidad, bien por la nariz o por la boca, relajándose al máximo. Esta espiración dura unos diez segundos.

En tres minutos se puede inspirar y espirar entre quince y dieciocho veces por término medio.

Un pequeño esfuerzo a cambio de grandes resultados

Dirá que no es nada del otro, mundo, y sí, posiblemente sea el ejercicio más fácil que exista. Se puede practicar sentado o acostado, en el despacho o mientras se habla por teléfono, en el coche o escribiendo a máquina, y lo pueden practicar tanto hombres como mujeres, niños como ancianos. Pero los resultados han sido extraordinarios, se lo aseguro, sin excepciones, para todos mis pacientes que lo han aplicado. Estas respiraciones lentas, sostenidas y controladas, relajan todo el organismo y ejercen un efecto regulador sobre los sistemas nervioso, cardíaco, vascular e incluso sobre el psiquismo. Al mismo tiempo que distienden, flexibilizan y tonifican todos los músculos del cuerpo, calmando los dolores y ayudando en la curación.

Poseen sobre todo un maravilloso poder de relajación. Practíquelas antes de comer y le permitirán asimilar mejor la comida, y por tanto las vitaminas, sales minerales (calcio, fósforo, magnesio) y los oligoelementos indispensables para los músculos y el esqueleto.

Ejercicio de control, le ayudará a dormir mejor, con un sueño más sereno y reparador. Y lo que más se beneficiará de todo ello será su espalda.

Primero probé este método con los enemigos de la gimnasia, los que no gustan de los deportes y los que rechazan todo ejercicio físico, sea el que sea, diciéndome que estos tres minutos a cada hora o a cada dos, valían más que nada. En primer lugar constaté que, contrariamente a todo lo que les había propuesto antes, este esfuerzo minúsculo no encontró rechazo alguno. Lo aceptaron incluso los tímidos y angustiados, pues podían dedicarse solos, sin testigos, a sus ejercicios, sin que nadie se diese cuenta. Los apresurados, los nerviosos y los que siempre andan desbordados se sometieron a estas respiraciones sin rechistar, pues tenían la impresión de no tener que perder ni un minuto de su tiempo tan precioso.

He comprobado que todos obtenían grandes beneficios. Los dolores debidos a la artrosis, a las inflamaciones de todo tipo, a las tensiones nerviosas o musculares, y al estrés, iban desapareciendo poco a poco, a la vez que mis pacientes recuperaban su tranquilidad y su energía vital.

Actualmente aconsejo este método a todos mis pacientes. Si no pueden practicarlo a todas las horas, al menos lo hacen cada dos, tres o cuatro: ellos deben hallar su propio ritmo y regularidad. Gracias a este pequeño truco tan sencillo se sienten mejor, comen mejor, viven mejor y hacen deporte cuando tienen ganas y no por obligación. Claro está, he tenido que admitir –y hacerles admitir– que la sencillez también tiene sus virtudes y que la solución no siempre está en los tratamientos más complicados.

Una lección de humildad, tal vez, pero sobre todo de sabiduría, que deberían aprovechar todos aquéllos –tanto pacientes como terapeutas– para quienes el valor de un tratamiento se juzga según su complicación y dificultades.

Reeducar la propia vida

Las razones por las que las lesiones de la estructura ósea pueden provocar trastornos funcionales –que a su vez sean debidos a trastornos psíquicos– explican que, para ser eficaz, una reeducación debe tener en cuenta otros factores además de los específicamente físicos.

Aprender a comer

Reducido a su función más simple, todo ser vivo es un organismo que asimila lo que le resulta indispensable para vivir, eliminando desechos y toxinas. Los seres humanos no escapan a la regla. Comemos y evacuamos, y la función asimilación-eliminación es la función vital por excelencia.

No resulta, pues, difícil de entender que de la calidad de lo que comamos dependerá también, directamente, el buen o mal funcionamiento del conjunto de las células corporales, la calidad de nuestra energía e incluso, a menudo, nuestro humor. En *La Grande forme après 40 ans* y *Maigrir sans regrossir* demostré la importancia de la alimentación en el equilibrio y la salud, y la influencia de la elección de los alimentos en todos los terrenos de la vida. El capital óseo se constituye antes de alcanzar los 20 años de edad.

Hay que ser consciente de que los malos hábitos alimentarios son responsables de la mayoría de los pequeños males que padecemos y que no podemos esperar contar con una espalda en plena forma cuando el vientre está perturbado o enfermo. Las hinchazones del vientre debidas a la mala digestión hacen, por ejemplo, que el vientre se deslice hacia delante. Para compersar este movimiento se crea una hiperlordosis lumbar que perturba a su vez toda la columna vertebral. Alguien que come demasiado deprisa tendrá los intestinos inflados como una cámara de aire, y una atrofia de los músculos del vientre implicará un arqueamiento exagerado de los riñones. El resultado en ambos casos será una hiperlordosis lumbar. Resulta inútil hacer abdominales cuando se tiene colitis, los intestinos inflados o el vientre hinchado. Primero habrá que tratar la causa.

Curar el vientre para curarse la espalda

Lo primero que hay que hacer es comer despacio, de manera regular, equilibrada y variada. Y suprimir los principales factores de acidez hasta la curación de los dolores (ver tabla págs. 332-333).

Todos los excesos alimenticios debilitan y fatigan el sistema digestivo, acidificando el bolo alimenticio, creando hiperacidez en el estómago y una fermentación anormal en los intestinos (origen de fatiga, de falta de concentración, de pesadez digestiva, de torpor, etc.).

Los cartílagos, tendones y músculos reciben vitaminas y sales minerales a través de la alimentación. Un exceso de acidez provocaría su destrucción, lo que entrañaría curvaturas, calambres y fatiga.

A continuación aparecería un desgaste anormal de tendones y cartílagos que a la larga provocaría crisis reumáticas pasajeras, que se convertirían en repetitivas de no ser tratadas.

Esta lista de síntomas revelará la presencia de acidez excesiva

- Fatiga del cuerpo que implica fatiga psicológica (falta de brío, de dinamismo...). Cuidado, no se trata de un estado melancólico o depresivo.
- Rigideces de espalda y nuca, al despertarse. Desaparecen progresivamente al irse calentando.
- Dolores lumbares y cervicales si se permanece sentado mucho tiempo (en la oficina, en el coche...).
- Pequeños dolores articulares de manos o pies al realizar trabajos de bricolaje, jardinería o practicar deporte.
- Dolores abdominales intermitentes: hinchazones, espasmos, gases, acidez, etc.
- Dolores cervicales o lumbares sordos durante la noche, que le despiertan e impiden volver a conciliar el sueño.
- Estado general de nerviosismo a causa de un dolor recurrente.

La mayoría de estos dolores desaparecerán con un baño o una ducha caliente, un antiiflamatorio, relajándose o descansando.

Tenga en cuenta que las tasas del pH de la orina no muestran de manera precisa ni completa el nivel de acidez de músculos, tendones y cartílagos. Le recomiendo encarecidamente una higiene de vida, los movimientos, deportes y consejos alimenticios (ver pág. 180).

Si los dolores persisten a pesar de una excelente higiene de vida, deberá consultar a su médico para que descubra una causa distinta de acidez.

La fuerza, la energía, el bienestar y la salud dependen en gran parte de esta función esencial que es la nutrición. Alimentado con gasoil, un motor de fórmula 1 tose y se ensucia. Depende de nosotros y de la manera como nos alimentemos el que nuestro cuerpo sea una máquina suntuosa o una carraca.

Vivir mejor

Hay personas inteligentes que viven de forma idiota y físicamente suicida. Son personas que hacen todo lo posible para caer enfermos y que todavía se preguntan por qué no se sienten bien en su piel. La mayoría de los terapeutas dejan que sus pacientes perpetúen los errores, evitando así complicaciones y teniendo la certeza, consciente o inconsciente, de que podrán mantener su clientela durante más tiempo. Luchar constantemente contra los propios ritmos biológicos, comer, beber o fumar en exceso, descuidar el cansancio propio y otros comportamientos anárquicos, conduce irremediablemente a trastornos funcionales y enfermedades orgánicas, a malas posturas y a complicaciones vertebrales, a carencias de todo tipo y a dolencias físicas y psicológicas inevitables.

A veces resulta difícil conseguir que un paciente entienda que él mismo es el artesano de sus propios males. El cuerpo y el cerebro obedecen una ley tácita que les hace inclinarse hacia un lado u otro. Así pues, un organismo perturbado tenderá a perturbarse todavía más mientras no haya nada que le permita recuperar el punto de equilibrio a partir del que se podría invertir la tendencia. Si lo encuentra, reemprenderá, casi por sí mismo, el camino del bienestar y la curación.

Puedo empezar a hacerle comprender la verdad cuando finaliza la primera fase del tratamiento y mi paciente recupera un principio de armonía física y psíquica: *curarse es hacerse cargo de uno mismo y corregir los hábitos de todo tipo que le han instalado en su patología.*

Ya he dicho en varias ocasiones que la humildad era la regla de oro de mis tratamientos. Puede que debiera ser la regla de toda la especie humana, a la que su inteligencia no debería hacer olvidar que es de carne, nervios, músculos y huesos, y que, desde el nacimiento a la muerte, el cuerpo tiene un destino que debe alcanzar. Nosotros mismos somos los *deus ex machina* de ese destino, y si tonteamos con las reglas –fisiológicas y biológicas– de la vida, no ganaremos nada. Para sentirnos bien debemos vivir bien.

Parte III:

CÚRESE LA ESPALDA USTED MISMO

Un día se tiene dolor de espalda en las cervicales, en las dorsales o en las lumbares, poco importa, como tampoco importa demasiado si la crisis llega de manera violenta o poco a poco, cada vez peor, hasta el punto de verse obligado a hacer algo. ¿Pero qué?

Desde los primeros instantes resulta esencial la elección de los gestos, las posturas y los tratamientos de urgencia. Equivocarse es comprometer el futuro, arriesgarse a un empeoramiento que se pagará muy caro. También hay que decidir la elección del terapeuta, de los métodos que se utilizarán o no, los medicamentos, y los mejores medios para evitar que la crisis pasajera no se transforme en patología a largo plazo. Y finalmente es necesario conocer los inconvenientes, las actitudes, las nuevas reglas de vida que habrá que adoptar para no volver a padecer dolor de espalda.

En esta guía práctica explico en detalle –desde el principio de la crisis hasta el final del tratamiento– los consejos de urgencia o de fondo, y sobre todo los cuidados que uno debe prodigarse a sí mismo o conseguir que se los proporcione alguien próximo, y las actitudes y posturas que adoptar o evitar, que le permitirán curarse antes y, en todo caso, evitar cualquier riesgo de empeoramiento. Estos gestos son simples y no entrañan peligro alguno.

He curado a bastantes pacientes llegados de provincias para verme, y a los que no podía pedir el esfuerzo económico que representaba visitarse de manera regular durante el período de tratamiento. Para ellos he elegido, de mi método, los cuidados esenciales, y los he adaptado de tal manera que puedan practicarlos por sí mismos como autotratamiento o para que se los proporcione alguien de su entorno familiar o relacional.

Son los cuidados, toques y maniobras que aparecen a continuación. Ninguno de ellos entraña peligro, y son fáciles de ejecutar sobre uno mismo o sobre un ser querido.

No por ello son menos eficaces, y le ayudarán –sin tener necesidad de un terapeuta– a formar parte de todos aquellos que han sabido vencer su dolor de espalda.

En caso de urgencia, no espere

Actúe desde las primeras molestias, incluso leves, que sienta en casa, en la oficina, la fábrica, yendo en coche, durante una práctica deportiva o en cualquier otra circunstancia: NO ESPERE.

Actúe INMEDIATAMENTE, pues los minutos pueden ser cruciales. Un dolor leve puede convertirse en crónico.

Respete en todo momento dos reglas fundamentales:

– Todas las maniobras y toques que efectúe, sobre usted mismo o sobre un ser querido, deberán ser suaves y nada traumatizantes.
– Si al cabo de unos cuantos días no siente mejoría alguna, no dude en consultar a un reumatólogo o un médico de medicina física.

---

1. DOLORES CERVICALES

Los dolores debidos a lesiones en las siete vértebras cervicales pueden adoptar diversas formas o localizaciones según su origen.

Antes de tomar cualquier decisión identifique el dolor e intente comprender de dónde viene (79).

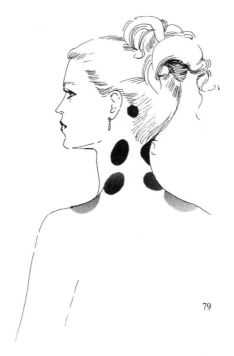

79

Tortícolis

Síntomas

- dolor de cuello tan agudo que es imposible girar la cabeza de un lado o de ambos;
- la tortícolis aguda, que provoca dolores al mínimo movimiento, puede anunciar una neuralgia cervicobraquial.

Causas

- microtraumatismos debidos, sobre todo, a malas posturas mantenidas durante largo tiempo y de manera regular (secretaria escribiendo a máquina a la altura inadecuada o sentada en una silla no funcional, motorista con un casco demasiado pesado...),
- malas posturas adoptadas durante el sueño: tendido sobre el vientre, con la cabeza de lado o la nuca inclinada hacia atrás a causa de una almohada o de un cabezal demasiado voluminosos,
- golpe o caída de cabeza,
- exposición al frío o a una corriente de aire,
- masajes demasiado violentos,
- gimnasia inadaptada, o ciertas posturas de yoga,
- manipulaciones realizadas con prisas, sin preparación o repetitivas.

Cervicalgia crónica

Síntomas

- rigidez de la nuca acompañada, sobre todo al despertarse, de dolores que implican dificultad para girar la cabeza y echarla hacia atrás.

Causas

- golpe o movimiento en falso, provocando miniesguinces cervicales, que en la mayoría de los casos no puede detectar la radiografía ni el escáner,
- masajes demasiado violentos,
- gimnasia o danza demasiado rápida,
- manipulaciones mal ejecutadas,
- artrosis o espondilitis cervical (artrosis de la parte superior del cuerpo de las vértebras cervicales) responsables de un estado inflamatorio. En este caso el dolor es irradiado por los nervios raquídeos.

Estos dolores tienden a reincidir en caso de estrés o fatiga.

Dolor de cabeza o cefalea

Síntomas

- dolores situados normalmente en la base del cráneo, con irradiaciones a la altura del ojo o de la mandíbula, a veces de un solo lado o de los dos. Si el dolor persiste, siempre en la misma región, puede tratarse de una migraña, y por tanto habrá que consultar a un especialista.

A los dolores de cabeza se pueden añadir o superponer otros síntomas con el mismo origen pero que exigen consultar a un médico pues pueden denotar una enfermedad orgánica: vértigos, zumbido de oído, trastornos visuales, afonía.

Causas

- golpe o traumatismo craneal o cervical, a veces dorsal o lumbar,
- trastornos estáticos prolongados debidos a malas posturas,

- trastornos neurovegetativos (mala digestión, vesícula átona) u hormonales (trastornos de la menstruación),
- artrosis cervical que implica rigidez de nuca,
- lumbalgias, ciáticas o dolores de rodilla que desequilibren la estática vertebral,
- infiltraciones celulíticas en el tejido conjuntivo a la altura de la nuca,
- gimnasia mal adaptada,
- masajes demasiado violentos,
- manipulaciones sin preparativos o repetitivas,
- factores físicos: estrés, emocionalidad, angustia, depresión.

Periartritis del hombro

Síntoma

- dolor en el hombro localizado alrededor de la articulación.

Causas

- tendinitis: irritación e inflamación del tendón, que impide los movimientos del hombro y cuyo origen se sitúa al nivel de la quinta y sexta vértebras cervicales,
- capsulitis: endurecimiento de la cápsula de la articulación que también puede provocar un verdadero bloqueo,
- microtraumatismos: esfuerzos demasiado intensos, falsos movimientos,
- agotamiento,
- reumatismos,
- accidentes debidos a manipulaciones,
- ejercicios en extensión sin precalentamiento (como colgarse de una barra o de una rama, por ejemplo),
- musculación intensiva.

Epicondilitis, o «codo de tenista»

Síntomas

- dolor del codo, y sobre todo del epicóndilo, y pérdida de fuerza en la mano.

Causas

- hiperactividad deportiva o manual con mala postura del brazo, provocando microtraumatismos repetidos (jugar habitualmente con una raqueta demasiado tensa o demasiado pesada o con un mango mal adaptado para el tenista, por ejemplo),
- falta de musculación a nivel del cuello y los hombros,
- reumatismos cervicales,
- agotamiento, estrés.

Neuralgia cervicobraquial o «ciática del brazo»

Síntomas

- el dolor desciende desde el cuello hasta la punta de los dedos y se irradia por la espalda. Está acompañado de calambres, hormigueos y pesadez acentuadas en posición alargada.

Causas

- trastorno vasoactivo o inflamación (debido a una artrosis, hernia discal...) que irrita las raíces de los nervios que inervan la superficie del brazo y, más profundamente, los músculos y tendones (80-82),
- golpes,
- microtraumatismos,
- manipulaciones repetidas,
- actividad física inadaptada,

– masajes demasiado violentos,
– estrés,
– agotamiento.

Cuidado

En caso de neuralgia cervicobraquial recidivante es necesario llevar a cabo un examen médico en profundidad para verificar que no exista ningún síndrome cardiovascular.

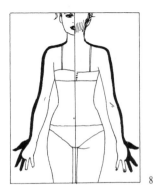

80

EJEMPLOS DE RECORRIDOS DE NEURALGIAS CERVICOBRAQUIALES

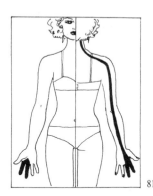

81

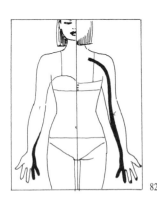

82

SOBRE TODO, NUNCA

- fuerce la inclinación, la flexión, la extensión o la rotación (83),
- haga crujir las vértebras,
- mire la televisión o una pantalla de cine con la cabeza alzada (84),
- lea tendido sobre el vientre, con la nuca en extensión (85),

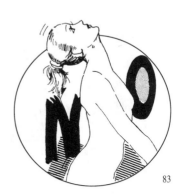

83

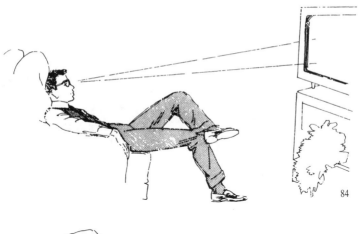

84

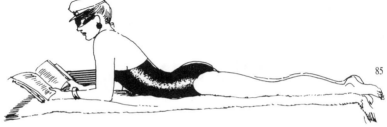

85

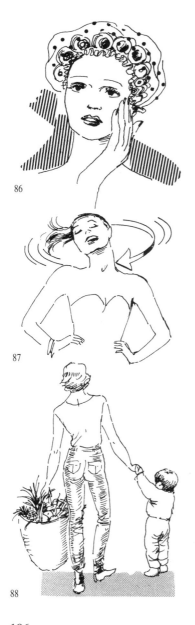

86

87

88

- lleve bigudíes que estiren la raíz del cabello (86),
- frote, friccione o amase violentamente el lugar dolorido (ni siquiera por parte de un kinesiterapeuta),
- permanezca en una corriente de aire, o de espaldas a una ventana abierta; cuidado con la ventanilla abierta en los coches,
- practique una actividad deportiva o física (gimnasia, yoga, danza...) mientras sienta dolor,
- mueva la cabeza en todos los sentidos (87),
- tome una ducha o un baño de agua fría,
- se lave la cabeza con agua fría, ni permanezca con el cabello mojado,
- se exponga a vibraciones fuertes (máquinas, moto o coche en terreno accidentado...),
- se cuelgue de una barra o espaldera,
- duerma sobre el vientre, o con una almohada o cabezal demasiado voluminosos,
- lleve cargas pesadas en un solo lado (88).

EN CASO DE URGENCIA

Posturas

– moverse lo menos posible,
– relájese y permanezca caliente, lleve un chal, un cuello vuelto o, mejor, un collarín cervical (89),
– sentado o acostado, meta el mentón para proteger la nuca (90),
– duerma con un pañuelo de seda o muselina alrededor del cuello.

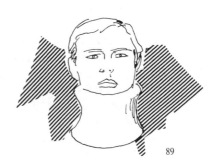

89

Botiquín de urgencia

– aspirina con vitamina C dos o tres veces al día con las comidas, si no hay contraindicación.

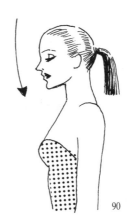

Para los cuidados
(en farmacia)

– una pomada antiinflamatoria,
– un parche sor Virginia,
– un antiinflamatorio percutáneo en forma de gel.

90

Remedios

- caliente la nuca en seguida,
- y si fuese posible, exponga el cuello y la espalda al sol, sin olvidar protegerse con una crema solar,
- si se encuentra a orillas del mar y hace calor (27 °C o 28 °C), déjese flotar sobre la espalda,
- rocíe la zona dolorida con aire caliente, mediante un secador de pelo, durante cinco o seis minutos, y repita la operación cada dos horas (91),
- sométase a sesiones de infrarrojos en una cabina o instituto de cuidados,
- tome un baño caliente dos veces al día al que añadirá dos puñados de sal marina y cinco comprimidos de aspirina con vitamina C,
- lleve un collarín cervical para protegerse las vértebras cervicales.

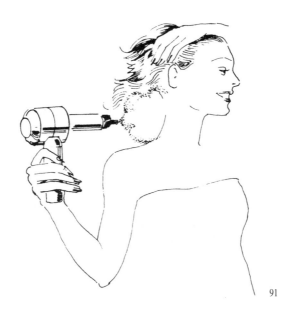

91

Primeros auxilios

– aplique una cataplasma de arcilla caliente –o una toalla empapada de un antiinflamatorio percutáneo en forma de gel– sobre la zona afectada durante veinte minutos, por la mañana y por la noche, y después un parche sor Virginia,
– si lo soporta, prepárese una cataplasma de mostaza en una servilleta de papel y luego envuélvase la nuca con una toalla caliente. Mañana y noche durante quince minutos.

Para hacer uno mismo o para hacérselo a un ser querido

– aplique con suavidad una crema relajante,
– imponga las palmas de las manos sobre la nuca y la garganta y amase con muchísima suavidad con toda la palma de la mano y la yema de los dedos, sin deslizamientos profundos.

Lo ideal sería practicar este tratamiento, a ser posible, en una bañera de agua salada y caliente a la que se añadirán cinco comprimidos de aspirina con vitamina C.

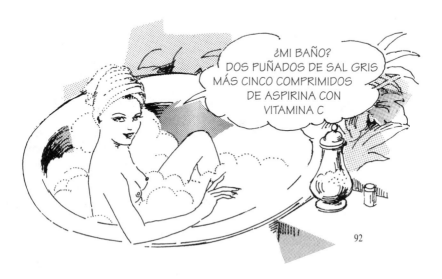

92

EJERCICIOS

Sentada muy cómodamente, apoye los codos sobre la mesa, en la que previamente habrá colocado una toalla. La cabeza debe permanecer muy suelta. Las manos deben rodear la nuca.

Respire muy despacio durante tres minutos, contando más o menos diez segundos para la inspiración y diez para la espiración. Continúe respirando a este ritmo mientras las manos amasan con mucha suavidad la región de la nuca, desplazándose ligeramente, durante dos minutos (93).

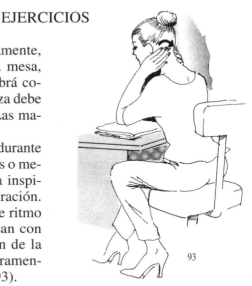

93

Durante estos cinco minutos, habrá podido sentir las zonas doloridas y tensas.

Con la yema de dos dedos –índice y corazón– intente tratar esos puntos dolorosos mediante toques de acupuntura: vibraciones, después presiones y vibraciones, después presiones y rotaciones en el sentido de las agujas del reloj.

Bajo los dedos se notan los tendones como pequeñas bolas sobre las que reposan los dedos durante medio minuto (94).

A continuación efectuará los toques de:

- pinzar y rodar a la altura de los trapecios,
- amasar y ablandar el hombro.

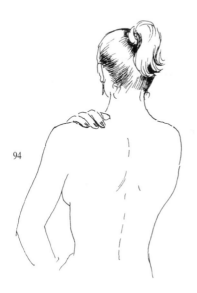

94

200

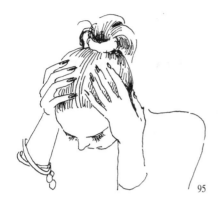

Finalmente realizará un masaje de toda la cabeza, con las manos abarcando todo el cráneo y mediante toques suaves de presiones y rotaciones, acompañadas de vibraciones (95).

95

Cuidado:

Nunca friccione. Nunca dé toques demasiado fuertes. El tratamiento dura una decena de minutos. Mientras el dolor persista se puede repetir cada tres horas.

Toques a ejecutar en el mar –o una piscina– caliente

El agua debe llegar a la altura del mentón al hacer pie, y hay que caminar estirando los brazos uno tras otro. Al mismo tiempo realice pequeñas rotaciones del tronco, que deberá estar relajado.

Este ejercicio está sobre todo indicado en caso de neuralgia cervicobraquial, neuritis, periartritis, artrosis de la nuca o de la parte superior de la espalda, aunque hayan fracasado otros tratamientos (96).

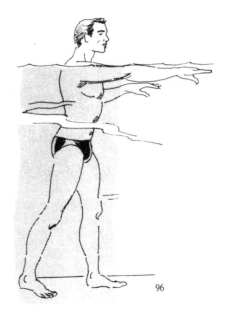

96

DOLORES CERVICALES	
A QUIÉN CONSULTAR	**LOS TRATAMIENTOS**
Fisiatra Reumatólogo	• antiinflamatorios • manipulaciones • infiltraciones • mesoterapia
Acupuntor	• acupuntura
Osteópata	• tratamientos manuales suaves • elongaciones • movilizaciones • manipulaciones
Kinesiterapeuta	• infrarrojos • baños de arcilla y cataplasmas • calentamientos • elongaciones • masajes • electroterapia • poleaterapia • reeducación

En todos los casos recuerde que la región cervical es la más frágil. Sean cuales sean las maniobras o los toques, deberán ser suaves, no traumáticos, y no provocar dolor alguno.

EL TRATAMIENTO

PRIMERA SESIÓN: QUINCE MINUTOS

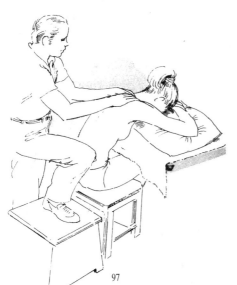

97

La paciente está sentada, con los brazos cruzados sobre una mesa y la cabeza reposando sobre los brazos. El "terapeuta" está de pie.

1. Deslizamientos: un minuto

Deslizamientos muy suaves sobre cuello y hombros, practicados sin crema ni aceites, empleando un movimiento circular, con las manos en contacto permanente con el paciente (97).

2. Presiones: dos minutos

Toques muy suaves de presión, con una sola mano sobre la nuca, con ambas manos sobre los trapecios, practicadas con una crema antiinflamatoria para relajar y descontraer (98).

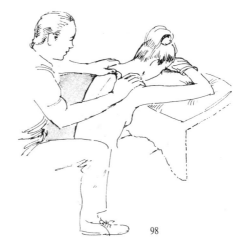

98

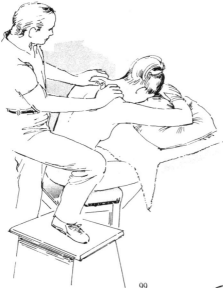

99

3. Amasar y ablandar: dos minutos

Amasar y ablandar con mucha suavidad, con la yema de los dedos y los pulgares, sobre cuello, hombros y a lo largo de la espalda (99).

4. Toques de deslizamientos profundos: un minuto

Los pulgares se sitúan a cada lado de la columna vertebral y se realiza una decena de toques de desplazamiento, de la zona dorsal alta a la base del cráneo (100).

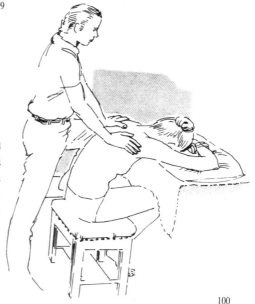

100

5. Identificación y tratamiento de puntos dolorosos: tres minutos

Trabajar en profundidad y sentir bajo los dedos las bolitas dolorosas que son nódulos sobre fibras musculares tetanizadas.

Tratar cada uno de estos puntos durante treinta segundos mediante toques de digitopuntura: presiones y rotaciones, presiones y vibraciones, practicados con los pulgares, el índice o el dedo corazón (101).

Estos puntos dolorosos suelen estar localizados en la región de los trapecios, en el contorno de los omóplatos y a cada lado de la columna vertebral.

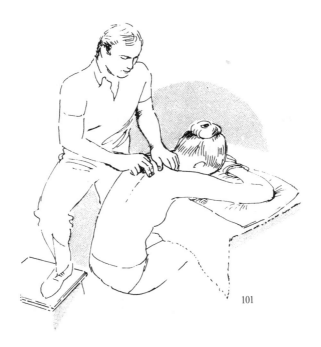

101

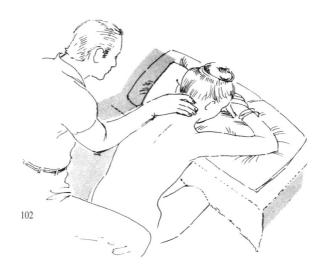

102

6. Tratamiento de los puntos de Arnold: dos minutos

Toques de digitopuntura a base de presiones y rotaciones (treinta segundos), y presiones y vibraciones (treinta segundos) sobre los puntos de Arnold, situados en la base del occipucio, que rigen el nervio que inerva todo el cuello cabelludo (102).

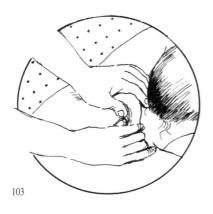

103

7. Pinzar y rodar: dos minutos

Toques de pinzar y rodar sobre toda la nuca, desde la región dorsal alta hasta la parte superior del cuello (103).

8. Imposición de manos: dos minutos

Imponer las manos sobre la nuca del paciente para regular su energía y relajarle (104).

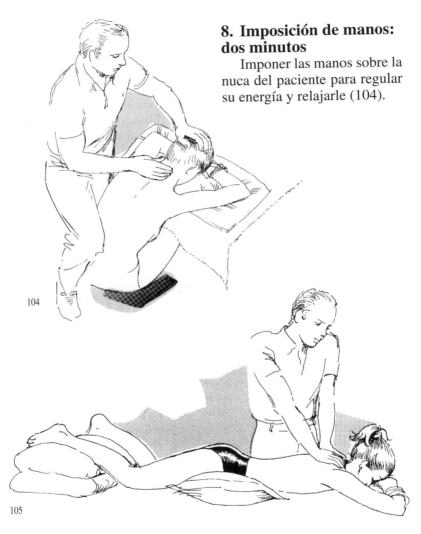

104

105

Todas las maniobras y toques pueden practicarse igualmente sobre un paciente tendido sobre el vientre, con la frente reposando sobre los brazos cruzados. Se le colocará un cojín bajo el vientre y otros dos bajo las piernas (105).

SEGUNDA SESIÓN: QUINCE MINUTOS

El paciente está tendido de espaldas, con las piernas flexionadas y reposadas sobre dos cojines. El donante está detrás, de pie o sentado.

1. Imposición de manos: un minuto

Imposición de manos, primero bajo la nuca (que debe estar suelta), para a continuación desplazarlas ligeramente para relajar al paciente y crear una especie de ósmosis entre él y el terapeuta antes de iniciar el tratamiento (106).

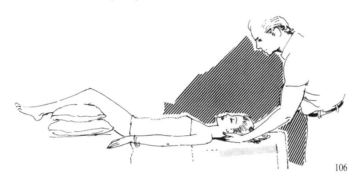

106

2. Amasar y ablandar: dos minutos

Toques extremadamente suaves de amasado y ablandado sobre todos los músculos del cuello (nuca, garganta, costados). Las manos se deslizan bajo la nuca, y la mano –palma y yemas de los dedos– trabaja desde la zona inferior del cuello a la base del cráneo (107).

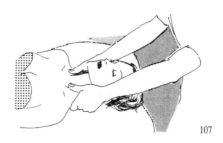

107

3. Identificación y tratamiento de puntos dolorosos: tres minutos

Identificar los puntos dolorosos y tratarlos mediante toques de digitopuntura.

4. Toques de elongación y desbloqueo: cuatro minutos

De pie a un lado del paciente, inmovilizarle la espalda con una mano, agarrando con la otra la masa muscular del cuello, y ejecutar con suavidad maniobras de amasado y ablandado. Estos toques deben realizarse con suavidad, manteniendo un ritmo lento y regular. A continuación repetir al otro lado (108).

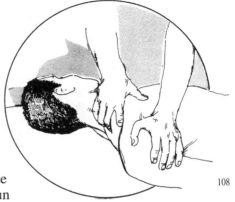

108

5. Maniobras de elongación: dos minutos

El terapeuta está de pie, o sentado, por detrás del paciente. Tomar la nuca con las manos mientras inspira y después, durante la espiración, estirar despacio del cuello hacia uno. Aflojar el estiramiento durante la siguiente inspiración y volver a empezar. Diez veces (109).

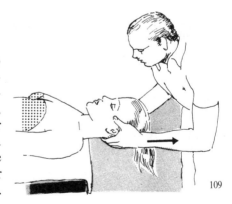

109

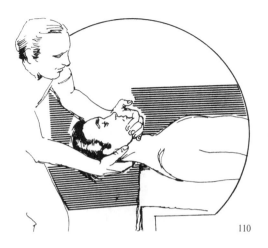

110

6. Maniobras de elongación sostenida: un minuto

Una mano debajo de la nuca del paciente, mientras la otra sostiene el mentón. Estirar despacio, sin forzar, el cuello hacia uno, manteniendo el estiramiento lo que dure una inspiración y una espiración (110).

7. Masaje de cabeza: un minuto

Tomar la cabeza entre las manos y masajear con la yema de los dedos mediante movimientos de rotación muy suaves. Desplazar las manos sin fricción (111).

8. Imposición de manos: un minuto

111

GIMNASIA TRATANTE PARA RELAJAR Y FLEXIBILIZAR

Ejercicios a realizar durante cinco minutos, dos veces al día, una vez desaparecidos los dolores cervicales.

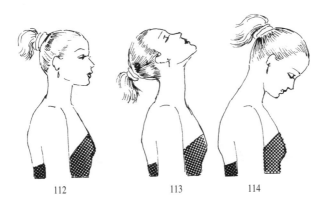

112   113   114

Al inspirar con suavidad por la nariz, eche la cabeza hacia atrás sin forzar; regrese a la postura inicial al espirar. Inspire de nuevo; lleve el mentón hacia el esternón y regrese a la postura inicial al espirar.

El cuerpo no debe moverse durante este ejercicio.

Cinco veces. Ritmo muy lento (112-114).

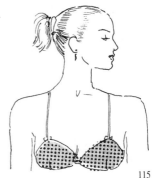

Al inspirar con suavidad por la nariz, gire la cabeza a la izquierda. Al espirar regrese a la postura inicial. Repita el movimiento hacia el otro lado.

Diez veces. Ritmo lento (115).

115

211

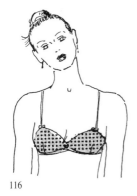

Al inspirar con suavidad, incline la cabeza hacia el hombro derecho, sin forzar. Al espirar, regrese a la postura inicial. Repita el movimiento hacia el otro lado.

Durante este ejercicio empuje la parte superior del cráneo hacia arriba todo lo posible.

Cinco veces. Ritmo muy lento (116).

116

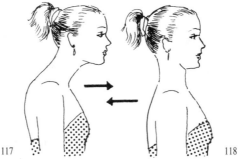

117   118

Al inspirar, eche el mentón hacia delante; al espirar, métalo por completo. Diez veces. Ritmo lento (117-118).

Realice un movimiento de rotación completo de la cabeza, sin forzar, sobre todo hacia atrás. Hágalo en un sentido y luego en el otro. Inspire durante una rotación entera y espire durante toda la rotación en el otro sentido.
Diez veces. Ritmo lento (119).

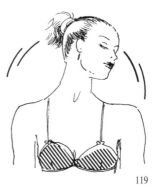

119

212

GIMNASIA TRATANTE PARA TONIFICAR Y DESARROLLAR LOS MÚSCULOS

Al inspirar coloque una mano sobre la frente, empuje con fuerza la cabeza contra la mano, que a su vez opondrá resistencia al empuje de la cabeza.

Al espirar, suelte. La cabeza no debe moverse en absoluto durante este ejercicio.

Cinco veces. Ritmo lento (120).

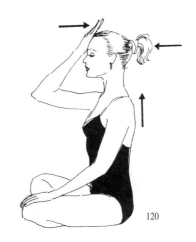

120

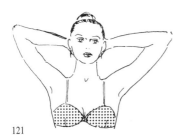

121

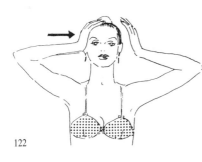

122

Cruce las manos por detrás de la nuca y, al inspirar, empuje con fuerza la cabeza contra las manos, que opondrán resistencia. Suelte al espirar.

La cabeza no debe moverse en absoluto durante este ejercicio.

Cinco veces. Ritmo lento (121).

La cabeza bien derecha, las manos rodeándola. Al inspirar empuje con fuerza la cabeza contra la mano derecha, que opondrá resistencia. Suelte al espirar. Inspire de nuevo y repita la operación hacia el otro lado.

La cabeza no debe moverse en absoluto durante este ejercicio.

Cinco veces. Ritmo lento (122).

213

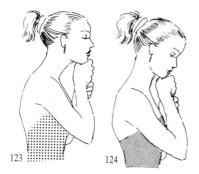

Coloque los puños uno sobre otro por debajo del mentón. Después, oponiendo una fuerte resistencia con ellos, intente llevar el mentón hacia el esternón.

Cinco veces. Ritmo lento (123-124).

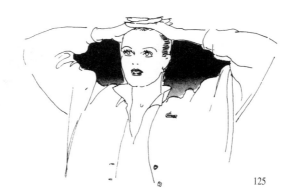

125

Cruce los dedos sobre la cabeza, con los codos separados y la espalda derecha. Inspire haciendo fuerza hacia arriba con la coronilla, mientras impide el movimiento con la fuerza de los brazos. Suelte al espirar.

Cinco veces. Ritmo lento (125).

Ayúdese de una toalla. Al inspirar tire de la toalla hacia delante oponiéndose a ello haciendo fuerza con la nuca. Suelte al espirar.

Cinco veces. Ritmo lento (126).

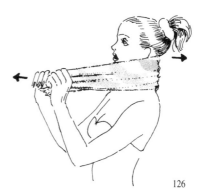

126

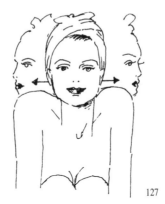

127

Inspire despacio entre siete y ocho segundos, suba los hombros todo lo que pueda. Vuelva la cabeza a la derecha y después a la izquierda.

Cuatro veces. Ritmo lento.

Al espirar durante entre siete y ocho segundos deje caer los hombros.

Evitar con las cervicales

- las rotaciones,
- las inclinaciones forzadas hacia delante, hacia atrás o de lado.

Los mejores deportes

Nadar de espaldas o de costado en agua tibia, nunca fría.

Evitar

- la braza,
- el yoga y la gimnasia clásica,
- el aeróbic,
- la danza moderna,
- las artes marciales y deportes de combate,
- el rugby.

2. DOLORES DORSALES

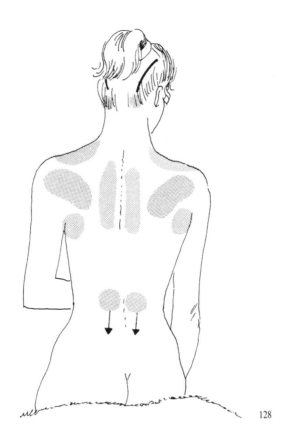

128

Dorsalgias

Síntoma

Dolor agudo o lacerante, localizado, que suele sentirse como una quemadura o una agujeta.

Causas

Las dorsalgias pueden tener su origen en las vértebras cervicales o en las dorsales:

- malas posturas sostenidas (cifosis, escoliosis...) o repetidas (torsiones, flexiones...), agravadas por los microtraumatismos ligados a ciertas profesiones (secretaria, costurera, planchadora y algunos trabajadores manuales como los kinesiterapeutas...),
- artrosis dorsal que provoca un estado inflamatorio, con irradiación del dolor a lo largo de los nervios raquídeos,
- fatiga intensa,
- estrés,
- timidez,
- estado depresivo,
- pecho demasiado pesado,
- llevar regularmente cargas muy pesadas,
- secuelas de un accidente o golpe.

Existen otras causas, orgánicas, debidas a la disfunción de un órgano situado en o cerca de la caja torácica: corazón, pulmones, estómago... Y por ello se impone un examen médico en profundidad.

SOBRE TODO, NUNCA

- se incline hacia delante ni se gire bruscamente,
- haga crujir las vértebras,
- frote, friccione o masajee violentamente el lugar dolorido (ni siquiera los kinesiterapeutas),
- lleve cargas pesadas que le hagan ir inclinado, ni tampoco con los brazos por encima de la cabeza,
- exponga la espalda al frío o a corrientes de aire,
- tome una ducha o un baño fríos,
- practique una actividad física o deportiva cuando le duela,
- permanezca demasiado tiempo arqueado, echado hacia delante (al escribir, por ejemplo) o demasiado inclinado hacia atrás (129-130),
- se exponga a vibraciones fuertes,
- duerma acostado sobre el estómago, o con un cabezal o almohada demasiado voluminosos,
- duerma en una cama blanda,
- lea tumbado sobre el vientre, estirando la nuca,
- acumule fatiga y estrés,
- conduzca demasiado tiempo sin descansar.

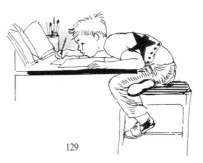

129

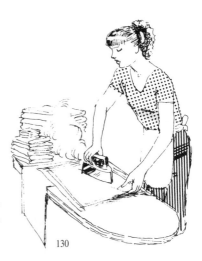

130

EN CASO DE URGENCIA

Posturas
- descanse en caliente,
- muévase lo menos posible,
- tiéndase sobre una manta o colcha que caliente, si puede ser, de espaldas, con las piernas ligeramente flexionadas (coloque un cojín bajo las rodillas).

Botiquín de urgencia
Aspirina con vitamina C, dos o tres veces al día, con las comidas.

Para los cuidados
- una pomada antiinflamatoria,
- un parche sor Virginia,
- un antiinflamatorio percutáneo en forma de gel.

Remedios
- ponga la espalda en caliente de inmediato,
- y si fuese posible, exponga el cuello y la espalda al sol, sin olvidar protegerse con una crema solar,
- si se encuentra a orillas del mar y hace calor (27 °C o 28 °C), déjese flotar sobre la espalda (131),

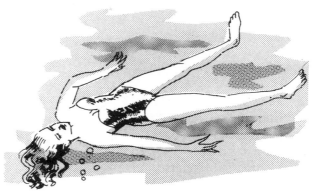

131

- rocíe la zona dolorida con aire caliente, mediante un secador de pelo, durante cinco o seis minutos, y repita la operación cada dos horas (91),
- sométase a sesiones de infrarrojos en una cabina o instituto de cuidados,
- tome un baño caliente –dos veces al día– al que añadirá dos puñados de sal marina y cinco comprimidos de aspirina con vitamina C,
- tome una ducha caliente acuclillado (132),
- rodéese el tórax con una venda tras haberse colocado un parche sor Virginia.

Primeros auxilios
- aplique una cataplasma de arcilla caliente –o una toalla empapada con un antiinflamatorio líquido–

132

  sobre la zona afectada durante veinte minutos, por la mañana y por la noche, y después un parche sor Virginia,
- si lo soporta, prepárese una cataplasma de mostaza en una servilleta de papel y luego envuélvase la nuca con una toalla caliente. Mañana y noche durante quince minutos.

Para que se lo haga un ser querido
- aplique con suavidad una crema relajante,
- imponga las palmas de las manos sobre la nuca y la garganta y amase con muchísima suavidad con toda la palma de la mano y la yema de los dedos, sin desplazamientos.

Para hacerlo uno mismo
Resulta imposible, por razones evidentes, tratarse uno mismo la zona media de la espalda.

Por el contrario, los seis ejercicios siguientes le ayudarán a relajar y flexibilizar esta parte de la columna vertebral.

EJERCICIOS

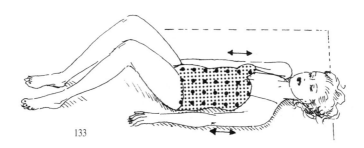

133

1. Tiéndase sobre una alfombra o una moqueta gruesa, con las piernas flexionadas, y reposando la planta de los pies en el suelo.

Relájese dos o tres minutos respirando con lentitud. Cuente diez segundos para la inspiración y diez más para la espiración.

Durante la inspiración, efectúe una ligera reptación deslizando el hombro izquierdo hacia el cuello; repita la operación con el hombro derecho durante la espiración. La espalda debe estar pegada al suelo, los brazos sueltos a los costados del cuerpo y el mentón bajo, en dirección al pecho (133).

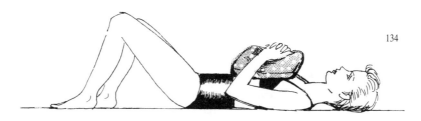

134

2. Tiéndase sobre la espalda, con las piernas separadas y flexionadas; coloque un cojín sobre el pecho y cruce las manos sobre aquél.

Inspire hinchando el pecho al máximo e intente oponerse al movimiento con los brazos, al mismo tiempo que empuja la espalda contra el suelo.

Estire la nuca y deposite el mentón sobre el pecho (134).

Relájese al espirar.

3. Apoye la espalda contra la pared, con las piernas separadas y flexionadas, apartadas de la pared, con los brazos sueltos y las manos reposando sobre los muslos.

Permanezca en esta postura de dos a tres minutos mientras "hunde" la espalda en la pared con cada inspiración y espiración.

Relájese a continuación durante algunos minutos (135).

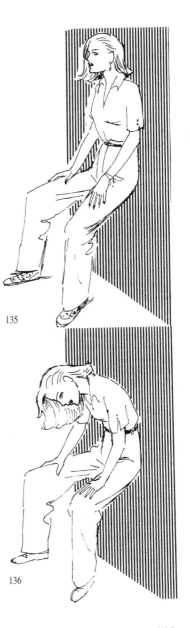

135

4. En esta ocasión deberá acercar los pies a la pared.

Durante la inspiración, apoye toda la espalda contra la pared, de la nuca a las vértebras lumbares.

Durante la espiración, redondee la parte superior de la espalda dejando que la cabeza caiga sobre el pecho, e incline la pelvis hacia arriba haciendo fuerza con las nalgas y hundiendo en la pared la zona dorsal (136).

Se puede llevar a cabo el mismo ejercicio colocando un cojín detrás de la espalda y apretando otro sobre el pecho.

136

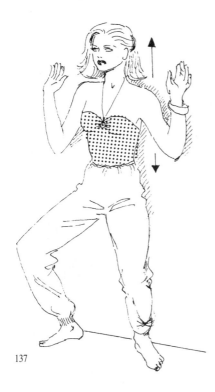

137

5. Coloque los brazos en la postura del candelabro, y la espalda pegada a la pared. Inspire al "hundir" la espalda y los antebrazos en la pared, realizando un movimiento de ascensión. Espire y descienda con suavidad, flexionado las piernas (137).

6. Intercale una pelota entre la espalda y la pared, manteniendo la espalda muy derecha. Ascienda y descienda despacio empujando la pelota, como si quisiera hundirla en la pared (138).

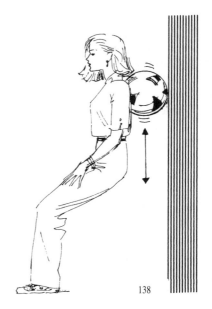

138

DOLORES DORSALES	
A QUIÉN CONSULTAR	LOS TRATAMIENTOS
Fisiatra Reumatólogo	• antiinflamatorios • manipulaciones • infiltraciones • mesoterapia
Acupuntor	• acupuntura
Osteópata	• tratamientos manuales suaves • elongaciones • movilizaciones • manipulaciones
Kinesiterapeuta	• infrarrojos • baños de arcilla y cataplasmas • calentamientos • elongaciones • masajes • electroterapia • poleaterapia • reeducación

EL TRATAMIENTO

PRIMERA SESIÓN: VEINTE MINUTOS

El paciente debe permanecer sentado a horcajadas en una silla, con los brazos cruzados sobre el respaldo y descansando la frente sobre los brazos.

La persona que practica el tratamiento debe sentarse detrás. Sus manos deben mantener contacto permanente con el paciente a lo largo de todo el tratamiento.

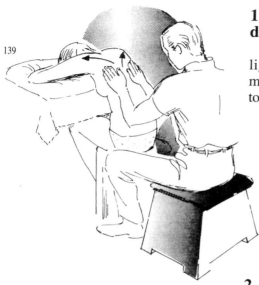

139

1. Deslizamientos: dos minutos

Deslizamientos muy ligeros mediante movimientos circulares sobre toda la región dorsal (139).

2. Toques de deslizamientos profundos: tres minutos

Las manos cubren la espalda, los pulgares se sitúan a cada lado de las apófisis espinosas de las vértebras. Utilizar una crema de alcanfor y efectuar diez o doce toques de deslizamientos profundos, remontando desde las lumbares hacia la nuca (140).

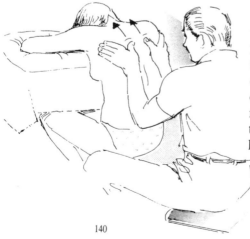

140

3. Amasamientos circulares: tres minutos

Las manos mantienen la misma posición para efectuar amasamientos circulares con los pulgares, ascendiendo de la región lumbar hasta la nuca (141).

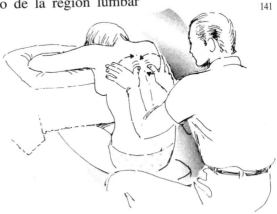

141

4. Pinzar y rodar: tres minutos

Toques de pinzar y rodar desde las lumbares a la nuca, teniendo cuidado de no provocar dolores en caso de crisis (142).

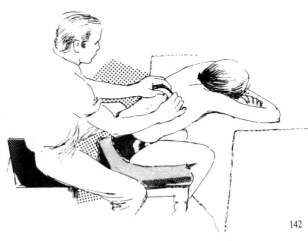

142

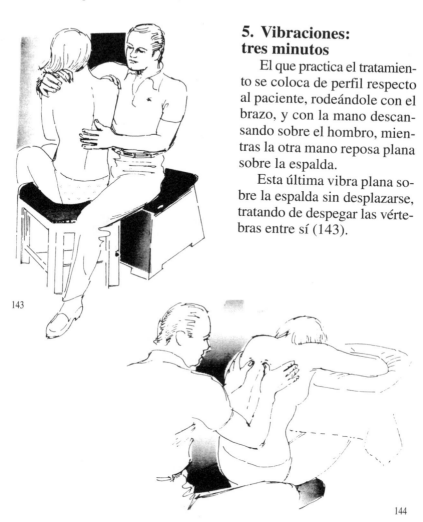

5. Vibraciones: tres minutos

El que practica el tratamiento se coloca de perfil respecto al paciente, rodeándole con el brazo, y con la mano descansando sobre el hombro, mientras la otra mano reposa plana sobre la espalda.

Esta última vibra plana sobre la espalda sin desplazarse, tratando de despegar las vértebras entre sí (143).

143

144

6. Digitopuntura: tres minutos

Trate mediante digitopuntura todos los puntos dolorosos situados alrededor de los omóplatos, utilizando presiones y rotaciones en el sentido de las agujas del reloj, durante entre treinta y sesenta segundos cada uno (144).

7. Imposición de manos: un minuto

Realice una imposición de manos, desplazándolas suavemente por toda la superficie de la espalda para relajar al paciente tras el tratamiento (145).

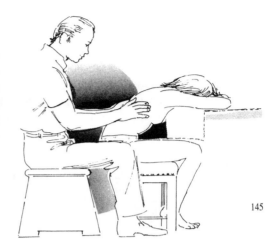

145

8. Estiramiento: dos minutos

El paciente está sentado en una mesa.

Colóquese por detrás, apoyándose firmemente en las piernas separadas.

Rodéele con los brazos, uniendo las manos por debajo de su pecho. La espalda del paciente debe estar suelta y apoyarse contra usted.

El paciente debe respirar despacio y profundamente. Atráigale hacia usted con la espiración.

Repita el movimiento diez veces, con mucha suavidad (146).

146

SEGUNDA SESIÓN: QUINCE MINUTOS

El paciente está tendido sobre la espalda, en una mesa o en el suelo (nunca en una cama), que usted habrá recubierto previamente con una manta. Póngale un cojín bajo el vientre y otro bajo las piernas. El paciente tiene los brazos relajados y colgando a cada lado; la cabeza está vuelta hacia usted, que debe estar de pie o arrodillado a su lado.

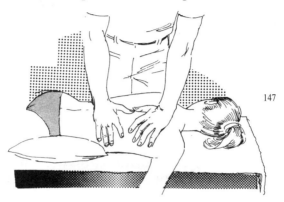

147

1. Toques de relajación: dos minutos

Coloque las manos planas a cada lado, o a un solo lado, de la columna vertebral del paciente. Ejerza presiones muy suaves evitando apoyarse sobre las apófisis vertebrales (protuberancias óseas de la columna). Desplazar las manos desde la región lumbar hasta la nuca y volver a empezar.

Repita estos toques cambiando de lado (147).

2. Toques de flexibilización: dos minutos

Las manos conservan la misma postura y efectúan presiones muy suaves acompañadas de ligeros desplazamientos (sin deslizamientos) hacia el exterior. Señale de dos a tres segundos de detención aflojando la presión, sin despegar las manos del cuerpo del paciente.

Vuelva a empezar cinco veces, y después desplace las manos efectuando los mismos toques sobre distintas partes del cuerpo, empezando siempre desde abajo para ir ascendiendo.

3. Digitopuntura: dos minutos

Realizar toques de presión y rotación –entre diez y quince segundos– mediante los pulgares, sobre los músculos paravertebrales, ascendiendo desde las lumbares a la nuca.

Estos toques deben ejecutarse desde ambos lados de la columna vertebral (148).

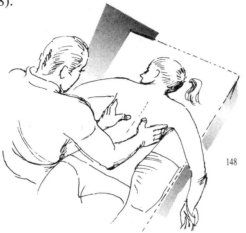

148

4. Pinzar y rodar: dos minutos

Colocando una mano a cada lado de la columna vertebral, llevar a cabo toques de pinzar y rodar, de abajo arriba (149).

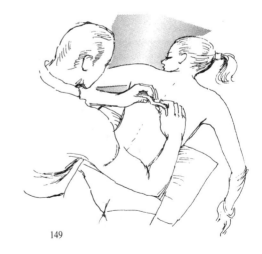

149

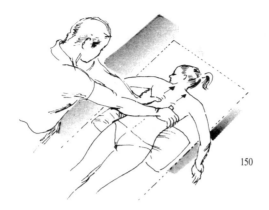

150

5. Toques de deslizamientos profundos: dos minutos

Las manos abarcan la espalda de cada lado de la columna vertebral; los pulgares, situados a cada lado de la columna, se deslizan hacia la nuca de diez a doce veces (150).

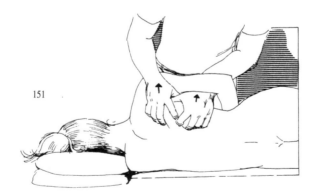

151

6. Amasar y ablandar: tres minutos

El paciente está tendido de costado.

Practicar toques de amasar y ablandar sobre los músculos paravertebrales.

Trate el omóplato atrayéndolo suavemente hacia usted con un ritmo lento (151).

Después realizar maniobras de rotación y elongación cada vez más extensas, que incluyan el hombro. Cambiar de lado (152).

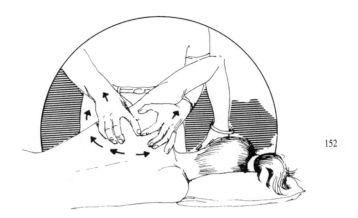

152

7. Maniobras de elongación: dos minutos

Aplicar una presión profunda sobre la región dorsal y, al espirar, realizar una elongación separando las palmas de las manos. Estas maniobras deben ser suaves y seguir el ritmo de la respiración del paciente (153).

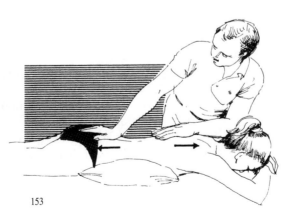

153

GIMNASIA TRATANTE PARA RELAJAR Y FLEXIBILIZAR

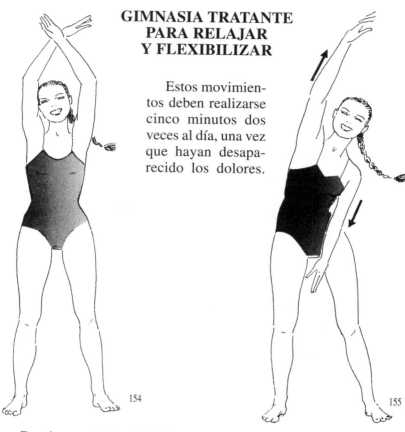

Estos movimientos deben realizarse cinco minutos dos veces al día, una vez que hayan desaparecido los dolores.

De pie, con la espalda bien derecha, el vientre metido, las nalgas apretadas, el cuello suelto y los omóplatos juntos, realizar molinetes con los brazos en ambos sentidos. Inspirar durante dos movimientos y espirar con otros dos.

Diez veces en cada sentido. Ritmo intermedio (154).

De pie, con las piernas separadas, las nalgas apretadas y el vientre metido.

Inspire mientras inclina ligeramente el busto hacia la izquierda. Espire estirando el brazo derecho hacia el techo y el izquierdo hacia el suelo.

Cinco veces de cada lado. Ritmo lento (155).

De pie o sentada, con la cabeza derecha, el vientre metido, las nalgas apretadas y los brazos sueltos a los costados del cuerpo. Al inspirar, levante un hombro hacia la oreja; suelte al espirar. Vuelva a repetir del otro lado.

Cinco veces de cada lado. Ritmo lento (156-157).

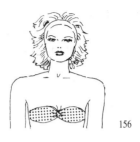

156

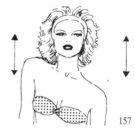

157

De pie, con las piernas separadas, la espalda derecha, la nuca estirada, el vientre metido, los brazos a los costados del cuerpo y los puños cerrados hacia delante. Espire redondeando la espalda, meta el vientre todo lo posible, gire los brazos de manera que sea el dorso de las manos el que mire hacia delante.

Cinco veces. Ritmo lento (158-159).

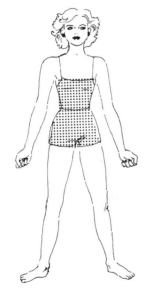

158

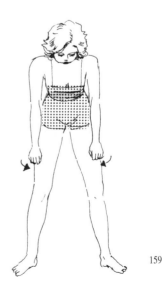

159

Con los dedos reposando sobre los hombros, realice movimientos de rotación de los hombres hacia delante y hacia atrás, después en sentido contrario. Inspire al realizar dos movimientos. Espire también con dos movimientos.

Diez veces en cada sentido (160).

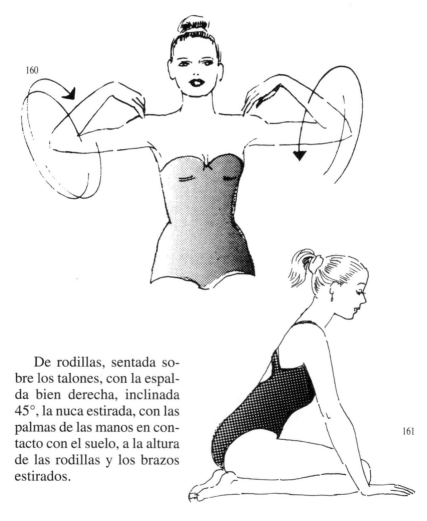

De rodillas, sentada sobre los talones, con la espalda bien derecha, inclinada 45°, la nuca estirada, con las palmas de las manos en contacto con el suelo, a la altura de las rodillas y los brazos estirados.

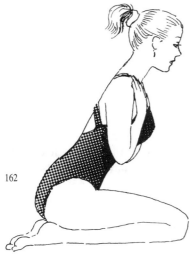

162

Al inspirar, suelte el pecho, llévese las manos a los hombros, con los codos hacia el cuerpo, y a continuación levante poco a poco los brazos siguiendo la línea de las orejas, con las palmas abiertas hacia el techo, imaginando que levanta dos cargas muy pesadas.

Al espirar, cierre los puños con fuerza, imaginando que tira hacia abajo de dos fuerzas muy poderosas.

Devuelva los codos al cuerpo y después toque con las palmas de las manos el suelo, adoptando la postura inicial.

Diez veces. Ritmo muy lento (161-163).

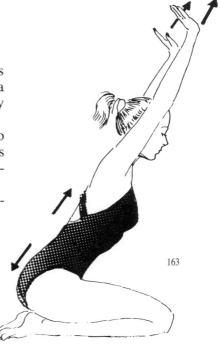

163

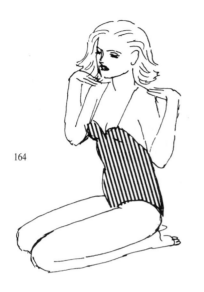

164

Postura inicial: codos junto al cuerpo, manos en los hombros, espalda inclinada 45°. Al inspirar, abra los brazos en cruz, cierre los puños, y al espirar devuelva los codos al cuerpo.

Dos series de cinco. Ritmo lento (164-165).

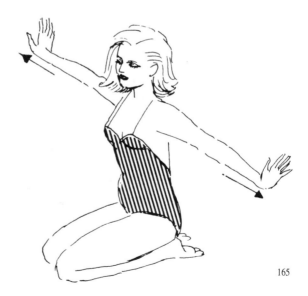

165

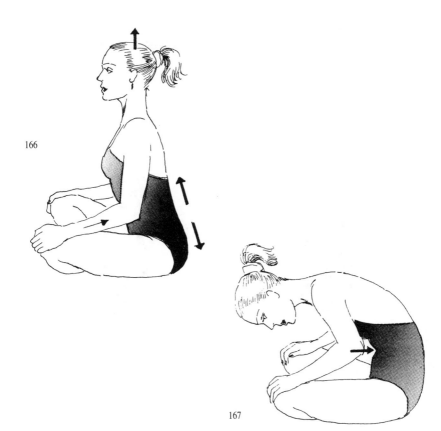

Sentada en el suelo con las piernas cruzadas y con las manos sobre las rodillas, la espalda derecha, la nuca estirada. Inspire inclinado el busto ligeramente hacia delante. Empuje con las piernas hacia la cabeza, como si éstas se resistiesen a hundirse en el suelo. Incorpórese, con la espalda derecha y la nuca alargada, como si un hilo tirase de la coronilla de su cráneo.

Espire y redondee la espalda, soltando la cabeza, con el vientre metido.

Diez veces. Ritmo lento (166-167).

GIMNASIA TRATANTE PARA TONIFICAR
Y DESARROLLAR LOS MÚSCULOS

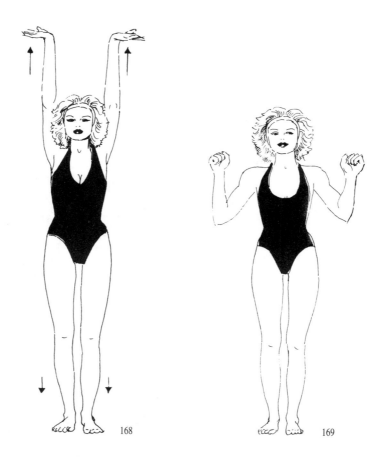

De pie, con las piernas derechas y juntas, inspire imaginando que levanta dos cargas muy pesadas con las palmas de las manos abiertas. Espire cerrando los puños, como si tirase de dichas cargas hacia sus hombros, con los codos hacia el tronco.

Cinco veces. Ritmo lento (168-169).

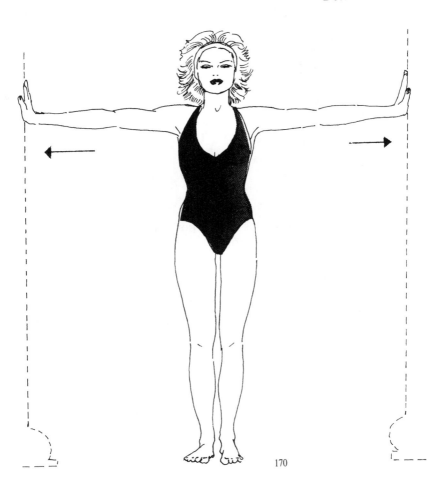

170

Inspire y separe los brazos, extendiéndolos paralelamente al suelo, con las palmas de las manos abiertas. Espire y cierre los puños, devolviendo los codos al tronco.

Cinco veces. Ritmo lento (170).

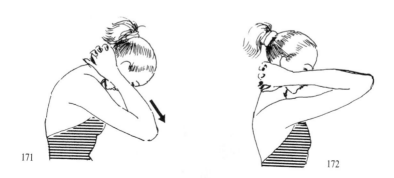

171 172

Entrelace los dedos de las manos por detrás de la nuca, con los codos frente al pecho, el mentón sobre el esternón, y al inspirar levante la cabeza resistiéndose con las manos. Relájese al espirar.

Cinco veces. Ritmo lento (171-172).

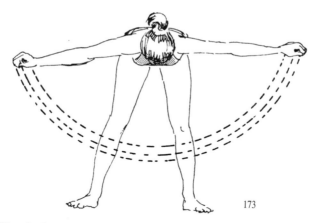

173

Inclinada hacia delante, con las piernas derechas, la espalda paralela al suelo, con la nuca estirada como una prolongación de la espalda, los brazos colgando y los puños cerrados.

Inspire mientras levanta los brazos en cruz, imaginando que estira un extensor. Espire imaginando que cierra un muelle.

Diez veces. Ritmo lento (173).

Evitar para las dorsales

- las inclinaciones y rotaciones forzadas,
- las flexiones y extensiones forzadas.

Los mejores deportes

Nadar de espaldas o de costado en agua tibia, nunca fría.

Evitar

- la braza,
- el yoga,
- el aeróbic y la gimnasia clásica,
- la danza moderna,
- las artes marciales y deportes de combate,
- el rugby.

3. DOLORES LUMBARES

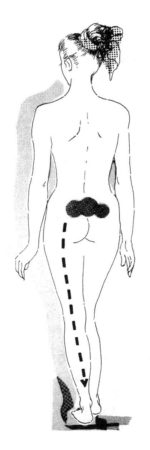

174

Ciática

Síntoma

Dolor agudo, que desciende de la nalga al muslo, y a lo largo de la pierna hasta el pie.

Causas

- consecuencia de un lumbago o de una lumbalgia crónica,
- hernia discal L4-L5; en este caso, el dolor desciende de la nalga al dedo gordo del pie por la cara externa del muslo, la pierna y el empeine,
- hernia discal L5-S1; el dolor desciende desde las nalgas hasta los dedos de los pies por detrás del muslo, a lo largo de la pantorrilla y hasta el talón, para continuar por el borde externo del pie,
- manipulaciones mal ejecutadas o realizadas sin preparación, o demasiado repetitivas,
- esfuerzos traumáticos, como levantar bruscamente una carga pesada con las piernas estiradas,
- traumatismo, golpe, caída, accidente (175-179).

Neuralgia crural

Síntoma

Dolor que irradia desde la cara interna del muslo a la rótula, o de la cara externa del muslo al tobillo.

Causas

Al igual que la ciática, la neuralgia crural está provocada por un problema discal. Las raíces irritadas tienen su origen en L3-L4. Si la cruralgia persiste no dude es consultar a un médico, pues puede tratarse de una causa infecciosa: artritis sacroilíaca, lesión tuberculosa o metastática, o afección colítica.

Coccigodinia

Síntoma

Dolor a la altura del coxis, más violento si se está sentado.

Causas

— traumatismo: caída o accidente,
— tras el parto.

EJEMPLOS DE LOS TRAYECTOS DE LAS CIÁTICAS

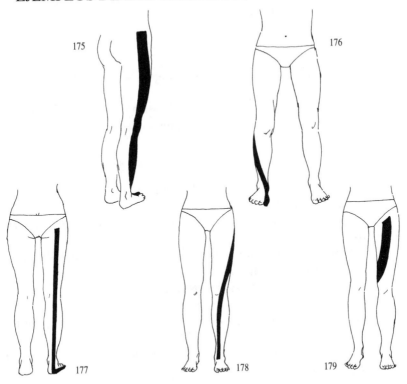

Lumbago

Síntoma

Dolor agudo que sobreviene en crisis y localizado en la región lumbar.

Lumbalgia crónica

Síntoma

Dolor lacerante y repetitivo que afecta a las personas que ya han padecido crisis de lumbago o ciática.

Causas

Las causas de los lumbagos y lumbalgias son las mismas:

- mala postura corporal: escoliosis, hiperlordosis o cifosis lumbar,
- una pierna más corta que otra, pies planos,
- discopatía,
- artrosis,
- obesidad,
- falta de cintura muscular abdominal,
- rigideces en las piernas,
- movimientos en falso, por ejemplo, rotaciones excesivas del tronco,
- esfuerzos, a veces mínimos; por ejemplo, levantar una carga con las piernas estiradas,
- golpe de frío a la altura de los riñones,
- masajes demasiado violentos,
- gimnasia mal adaptada o practicada forzando, por ejemplo, ciertos abdominales (ver pp. 72-73),
- manipulaciones mal ejecutadas, realizadas rápidamente y sin preparación o repetitivas,

– secuelas de un bloqueo dorsal o una ciática,
– lesión de un disco entre las vértebras L4 y L5, o L5 y S1.

Existen otras causas orgánicas que pueden explicar los dolores lumbares crónicos, como son reumatismos inflamatorios y lesiones infecciosas (mal de Pott, tuberculosis)...

Sólo son diagnosticables a través de radiografías, exámenes o análisis.

SOBRE TODO, NUNCA

En caso de dolores lumbares está prohibido todo esfuerzo importante, como puede ser forzar la inclinación, la extensión o la rotación del cuerpo (180-182).

— hacer crujir las vértebras,
– frotar o friccionar el lugar dolorido: no reciba masajes en período de crisis, ni siquiera de un kinesiterapeuta, sin la aprobación de un reumatólogo o un fisiatra.

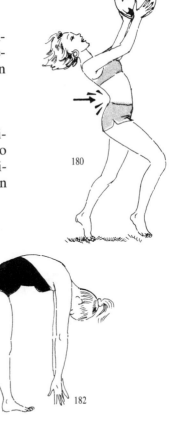

180

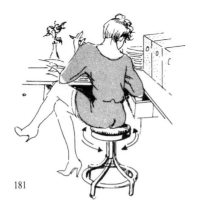

181

182

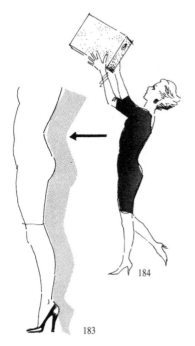

184

183

- llevar cargas, ni siquiera poco pesadas (183-186),
- exponer la espalda al frío o a corrientes de aire,
- tomar una ducha o un baño fríos,
- practicar una actividad física o deportiva (gimnasia, yoga, danza...) mientras persista el dolor,
- exponerse a vibraciones fuertes (máquinas, motos o coche por terreno accidentado),
- dormir en una cama blanda,
- leer tumbado sobre el vientre, estirando la nuca,
- llevar tacones altos a diario.

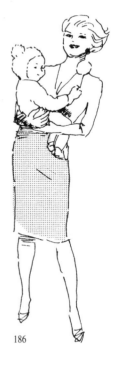

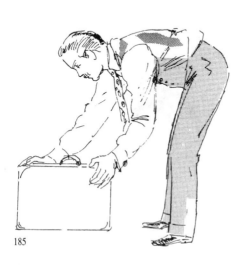

185

186

EN CASO DE URGENCIA

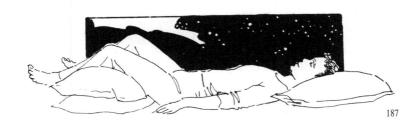

187

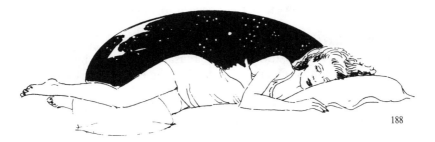

188

Posturas

- el reposo en cama resulta a veces inevitable, sobre todo en las fases dolorosas agudas, pues se busca la postura menos dolorosa,
- relajarse en un entorno cálido, en una cama firme, tendiéndose sobre la espalda con las piernas flexionadas y reposando en dos cojines grandes, o bien tendiéndose de costado, acurrucado, colocando dos cojines entre los muslos (187-188).

Remedios

Si por razones profesionales debe continuar realizando una actividad, lleve un corsé de escayola alrededor de los riñones que le mantenga inmóvil la columna vertebral,

Siempre que pueda adaptarse a la indumentaria, un corsé permite permanecer de pie y desplazarse sin sufrir demasiado y sin que nadie se percate.

En los casos menos agudos, el yeso puede ser sustituido por un corsé lumbar. No obstante, no es bueno llevarlo mucho tiempo, pues los músculos que dejan de trabajar se debilitan y pierden tono, sobre todo los de la espalda y los abdominales.

Botiquín de urgencia
Aspirina con vitamina C, dos o tres veces al día, con las comidas.

Para los cuidados
- una pomada antiinflamatoria,
- un parche sor Virginia,
- un antiinflamatorio percutáneo en forma de gel.

Primeros auxilios
Adoptando una postura sentada, masajear con mucha suavidad –con una pomada de alcanfor– todas las zonas dolorosas mediante toques de digitopuntura: vibraciones, presiones y rotaciones.

Deberá repetir la operación mañana y noche, tras darse una ducha o baño caliente con sal marina y vitamina V.

Repetir tres minutos todas las horas durante el día (este tratamiento puede aplicarse a través de la ropa) (189).

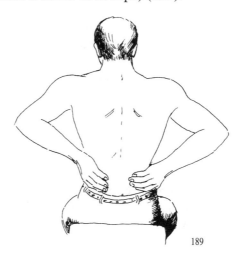

189

EJERCICIOS

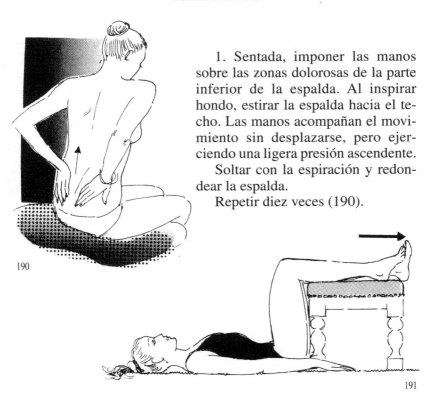

1. Sentada, imponer las manos sobre las zonas dolorosas de la parte inferior de la espalda. Al inspirar hondo, estirar la espalda hacia el techo. Las manos acompañan el movimiento sin desplazarse, pero ejerciendo una ligera presión ascendente.

Soltar con la espiración y redondear la espalda.

Repetir diez veces (190).

190

191

2. Tendida sobre la espalda encima de una alfombra o moqueta espesa, con las piernas flexionadas sobre un asiento situado por delante.

Durante la inspiración (diez segundos) empuje el talón de la pierna derecha hacia delante sin despegar la pierna del asiento.

Durante la espiración, empuje la pierna izquierda, relajando la derecha.

Repita diez veces (191).

Adoptar esta postura, pero en relajación, tres minutos cada hora.

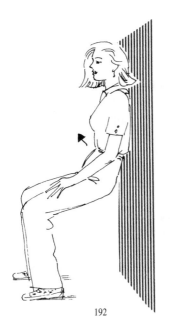

192

3. De pie, con la espalda pegada a una pared, las piernas flexionadas, las manos reposando sobre los muslos. Al inspirar, inclinar la pelvis hacia delante y arriba. Al espirar, "hundir" la región lumbar y el sacro en la pared hasta llegar a la zona superior de la espalda.

Repetir de diez a doce veces, a un ritmo muy lento (192).

En los transportes públicos

Apoyarse con una mano en una barra vertical, flexionar ligeramente las piernas, apretar las nalgas mientras bascula la pelvis hacia delante y arriba (193).

Caminando

El mismo ejercicio: las nalgas apretadas, el cuerpo ligeramente inclinado hacia delante, la pelvis basculada hacia arriba, las piernas ligeramente flexionadas y las puntas de los pies separadas –como Charlot–, permite aliviar claramente la intensidad del dolor

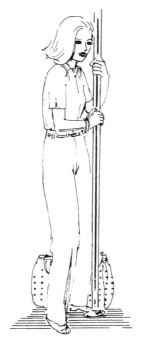

193

DOLORES LUMBARES	
A QUIÉN CONSULTAR	LOS TRATAMIENTOS
Fisiatra Reumatólogo	• antiinflamatorios • manipulaciones • infiltraciones • mesoterapia
Acupuntor	• acupuntura
Osteópata	• tratamientos manuales suaves • elongaciones • movilizaciones • manipulaciones
Kinesiterapeuta	• infrarrojos • baños de arcilla y cataplasmas • calentamientos • elongaciones • masajes • electroterapia • poleaterapia • reeducación

EL TRATAMIENTO

PRIMERA SESIÓN: QUINCE MINUTOS

El paciente está sentado, con los brazos cruzados sobre una mesa y la cabeza reposando sobre los brazos. El "terapeuta" está de pie.

255

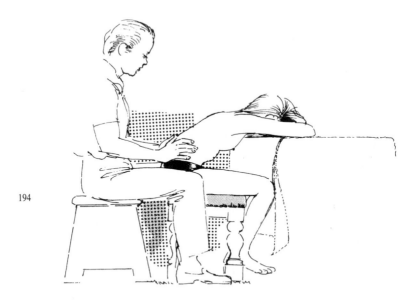

194

1. Imposición de manos: dos minutos

Imponer las manos sobre toda la región lumbar desplazándolas, sin deslizarlas (194).

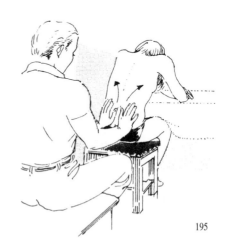

2. Deslizamientos: dos minutos

Toques de deslizamiento adoptando un movimiento circular (195).

195

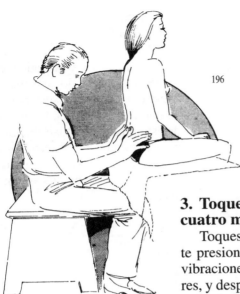

196

3. Toques de digitopuntura: cuatro minutos

Toques de digitopuntura mediante presiones-rotaciones y presiones-vibraciones realizadas con los pulgares, y después con el índice y el dedo corazón, sobre las zonas dolorosas, en el canal de la columna vertebral, a la altura de las sacroilíacas y las nalgas (196).

4. Toques de deslizamientos profundos: dos minutos

Las manos abarcan la espalda. Los pulgares se hunden a cada lado de las apófisis espinosas y ascienden, deslizándose, desde el sacro hacia la región dorsal superior.

Repetir de diez a doce veces (197).

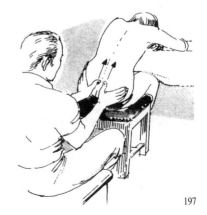

197

257

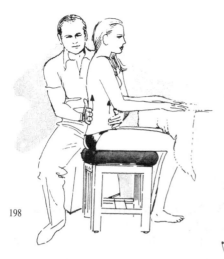

198

5. Vibraciones: dos minutos

El que practica el tratamiento se coloca a un costado del paciente, colocando una mano sobre el vientre para sostenerle, y la otra en la espalda. La palma de esta última efectúa vibraciones remontando el sacro hacia las dorsales superiores, imprimiendo al torso un movimiento ascendente (198).

6. Imposición de manos: un minuto

Para relajar al paciente tras el tratamiento.

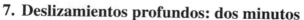

199

7. Deslizamientos profundos: dos minutos

El paciente está recostado, con las piernas ligeramente flexionadas, y el torso apoyado sobre una mesa, con los brazos cayendo por delante. Ejecutar toques de deslizamientos profundos con las palmas de las manos y los pulgares, desde el sacro hasta la parte superior de la espalda (199).

SEGUNDA SESIÓN: QUINCE MINUTOS

El paciente está tendido sobre una mesa o en el suelo, encima de una manta o una moqueta gruesa.

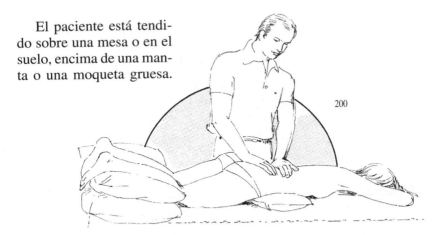

200

1. Imposición de manos: un minuto

Las manos abarcan la región lumbar y se desplazan sin deslizarse (200).

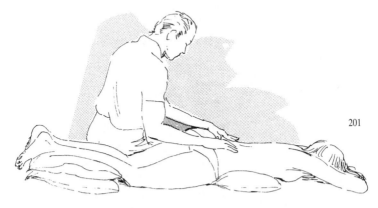

201

2. Deslizamientos: un minuto

Toques de deslizamientos mediante movimientos circulares a lo largo de toda la columna, desde el sacro hasta las dorsales (201).

259

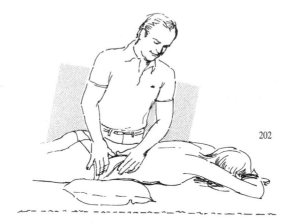

3. Amasar y ablandar: dos minutos

Toques de amasado y ablandado a lo largo de toda la región lumbar y las nalgas (202).

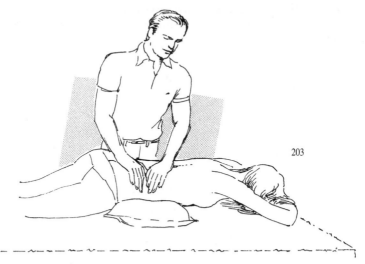

4. Presiones: dos minutos

Toques de presión, ejecutados con las palmas de las manos sobre las nalgas, los lomos y la espalda (203).

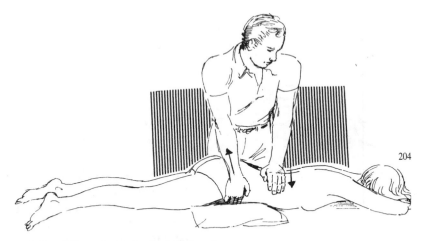

5. Movilizaciones: dos minutos

Una mano hace presión sobre la región lumbar. Con la otra, el que practica el tratamiento debe estirar con suavidad la cresta ilíaca hacia él. Repetir del otro lado. Efectuar a ritmo lento (204).

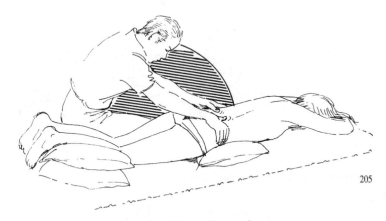

6. Deslizamientos profundos: dos minutos

Las manos abarcan la espalda, los pulgares se hunden a cada lado de las apófisis espinosas y efectúan toques de deslizamientos profundos desde la zona baja de la espalda hacia arriba (205).

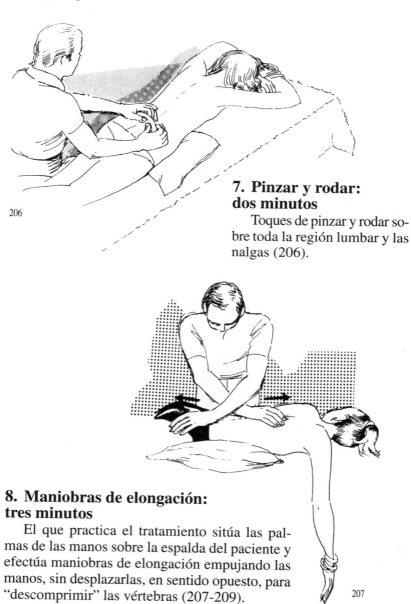

206

7. Pinzar y rodar: dos minutos

Toques de pinzar y rodar sobre toda la región lumbar y las nalgas (206).

8. Maniobras de elongación: tres minutos

El que practica el tratamiento sitúa las palmas de las manos sobre la espalda del paciente y efectúa maniobras de elongación empujando las manos, sin desplazarlas, en sentido opuesto, para "descomprimir" las vértebras (207-209).

207

MANIOBRAS
DE ELONGACIÓN

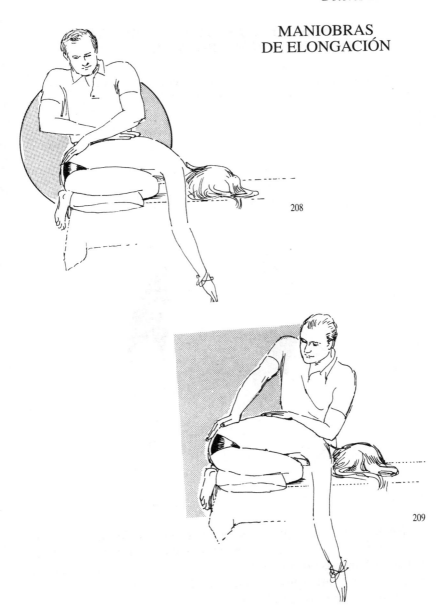

208

209

GIMNASIA TRATANTE PARA RELAJAR Y FLEXIBILIZAR

Estos movimientos deben realizarse cinco minutos dos veces al día una vez que hayan desaparecido los dolores.

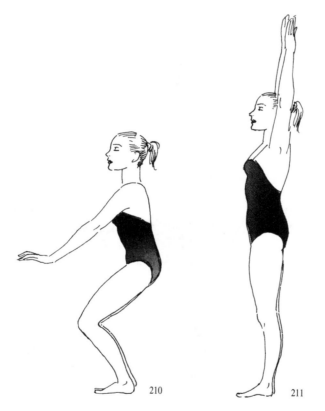

Realizar de diez a quince flexiones sobre las piernas, sin despegar los talones del suelo, con los tobillos y las rodillas juntos, la espalda derecha, los brazos sueltos en horizontal. Inspire al realizar una flexión-extensión; espire con otra flexión-extensión.

Treinta segundos (210-211).

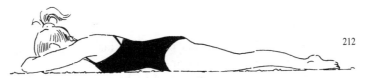

212

Tendida sobre el vientre, con los brazos cruzados bajo la frente e inspirando despacio por la nariz, vaya contrayendo progresivamente las nalgas y los muslos. Procure meter todo lo posible el ombligo hacia las vértebras lumbares. A continuación espire despacio por la nariz, soltando suavemente todos los músculos. Cinco veces. Ritmo muy lento (212).

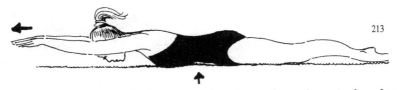

213

Al inspirar, meta el vientre, apriete las nalgas, levante los dos brazos unos pocos centímetros y estírelos. Repose al espirar. Dos series de cinco. Ritmo lento (213).

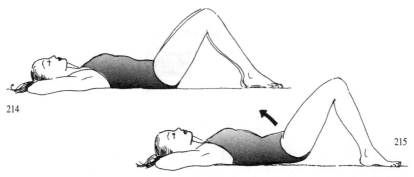

214

215

Estirada de espaldas, con las piernas flexionadas y la espalda bien pegada al suelo, inspire y, al espirar, apriete las nalgas, meta el vientre todo lo posible, levantando ligeramente la pelvis hacia arriba y en dirección al pecho, con la espalda pegada al suelo. Relaje al inspirar. Cinco veces. Ritmo muy lento (214-215).

Estirada de espaldas, con las piernas y las nalgas contra la pared. Al inspirar y al espirar lentamente por la nariz empuje un talón y luego el otro hacia lo alto, como si quisiera hacer crecer una pierna y luego la otra.

Diez veces. Ritmo muy lento.

Variante: las dos piernas a la vez (216).

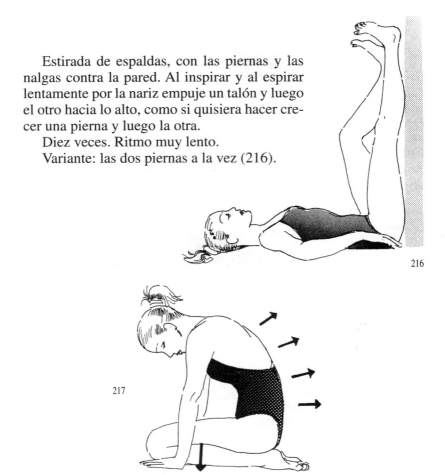

216

217

De rodillas, sentada sobre los talones, con la espalda inclinada 45°, el pecho suelto, los brazos tirantes, la cabeza derecha, como una prolongación de la espalda. Inspire y luego espire redondeando la cabeza y la espalda, metiendo el mentón hacia el esternón y empujando con fuerza con las manos en el suelo, metiendo el vientre todo lo posible, como si fuese a tocar la espalda con el ombligo. Relájese.

Diez veces. Ritmo lento (217).

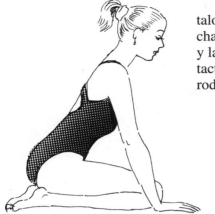

218

De rodillas, sentada sobre los talones, con la espalda bien derecha, inclinada 45°, la nuca estirada y las palmas de las manos en contacto con el suelo, a la altura de las rodillas; los brazos estirados.

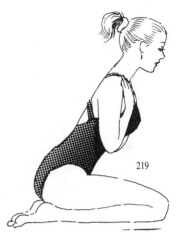

219

220

Al inspirar, suelte el pecho, lleve las manos a los hombros y los codos hacia el tronco (217). A continuación eleve lentamente los brazos en línea con las orejas, con las palmas abiertas hacia el techo, imaginando que levanta dos cargas muy pesadas. Al espirar, cierre con fuerza los puños imaginando que tira hacia abajo de dos fuerzas muy poderosas, devolviendo los codos al cuerpo, y después lleve de nuevo las manos hacia el suelo, tocándolo con las palmas, como en la postura inicial. Diez veces. Ritmo muy lento (218-220).

267

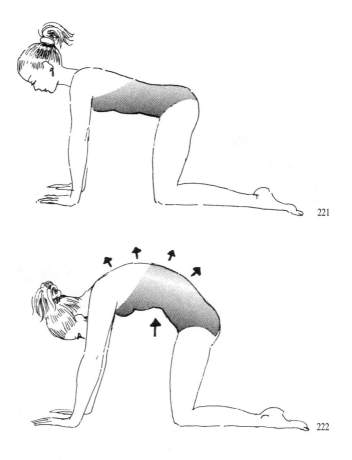

A cuatro patas, con las piernas ligeramente separadas, los brazos estirados, las manos en el mismo eje que las rodillas, la cabeza colgando. Al inspirar suelte el pecho, ponga la cabeza en línea con la espalda, sin meter los riñones.

Al espirar por la nariz deje caer la cabeza, empuje hacia el suelo con los brazos, meta el vientre, apriete las nalgas y arquee la espalda. Al inspirar regrese a la postura inicial.

Dos series de cinco. Ritmo muy lento (221-222).

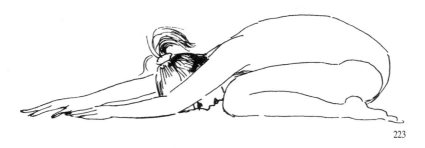

223

De rodillas, sentada sobre los talones, en la postura de oración de los musulmanes, tocando el suelo con la frente y las manos. Inspire y deslice la mano derecha por delante de usted, a ras de suelo. Espire volviendo a la postura anterior. Repita con la mano izquierda.

Cinco veces de cada lado. Ritmo muy lento (223).

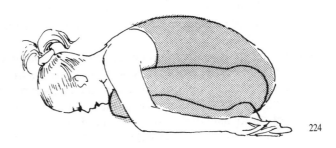

224

El cuerpo muy distendido. Permanezca en relajación. Inspire suavemente por la nariz. Espire también suavemente por la nariz. Tres minutos (224).

GIMNASIA TRATANTE PARA TONIFICAR Y DESARROLLAR LOS MÚSCULOS

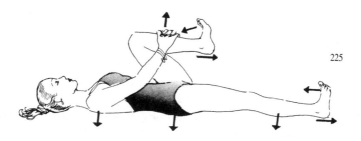

225

Acostada sobre la espalda, con la nuca alargada, con una pierna plegada y sostenida por las manos, la otra estirada en el suelo, con la punta de los dedos en flexión. Al inspirar empuje con fuerza y de manera progresiva la pierna izquierda hacia arriba, haciendo resistencia con los brazos. Apriete la espalda –de la nuca a las nalgas– contra el suelo, al igual que la pierna derecha. Relájese al espirar.

Diez veces, y después cambie de pierna. Ritmo lento (225).

Sentada con la espalda derecha, la nuca alargada, una pierna estirada en el suelo, y la otra flexionada y sostenida por las manos. Al inspirar, empuje la pierna izquierda hacia arriba haciendo resistencia con los brazos. Eleve la espalda y "hunda" la pelvis en el suelo, así como toda la pierna derecha. Espire relajando la contracción y deje caer la cabeza arqueando la espalda. Mismo ejercicio con la espalda apoyada contra una pared: al inspirar, "hunda" toda la columna vertebral en la pared.

Diez veces, y después cambie de pierna. Ritmo lento (226).

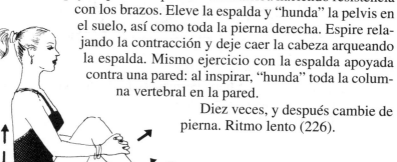

226

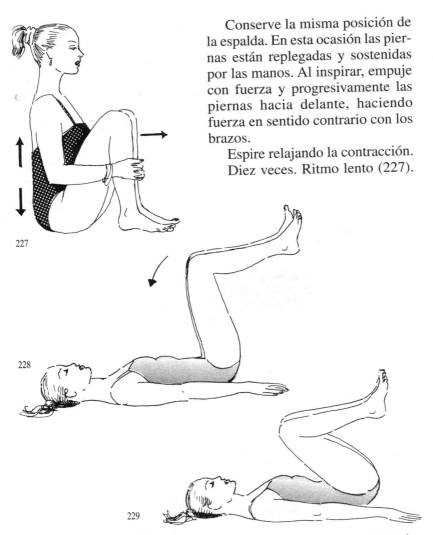

Conserve la misma posición de la espalda. En esta ocasión las piernas están replegadas y sostenidas por las manos. Al inspirar, empuje con fuerza y progresivamente las piernas hacia delante, haciendo fuerza en sentido contrario con los brazos.

Espire relajando la contracción. Diez veces. Ritmo lento (227).

Tendida de espaldas, con las piernas flexionadas en 90°. Inspire por la nariz. A continuación, al espirar por la boca, acerque las rodillas al pecho.

Tres series de veinte. Ritmo intermedio (228-229).

Tendida de espaldas, con las manos cruzadas por detrás de la nuca, los codos separados, la pierna izquierda flexionada, con el tobillo derecho descansando sobre la rodilla izquierda. Inspire por la nariz y a continuación, al espirar por la boca, lleve el codo izquierdo hacia la rodilla derecha. Inspire devolviendo el cuerpo al suelo, con suavidad.

Tres series de diez con una pierna. Tres series con la otra. Ritmo intermedio (230).

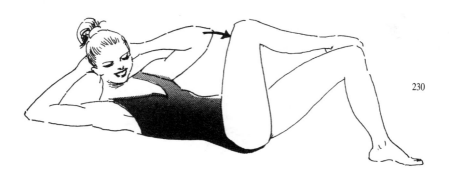

230

Tendida de espaldas, con las manos cruzadas por detrás de la nuca y las piernas flexionadas. Inspire hondo por la nariz.

A continuación, al espirar por la boca, incorpore todo lo que pueda el busto, con el mentón apuntando hacia el techo.

Tres series de diez. Ritmo intermedio (231-232).

Tendido de espaldas, con las piernas flexionadas, los brazos sueltos pero extendidos por delante.

Inspire y, al espirar, lleve el pecho hacia las rodillas. Inspire devolviendo el cuerpo al suelo, con suavidad.

Tres series de diez. Ritmo intermedio (233).

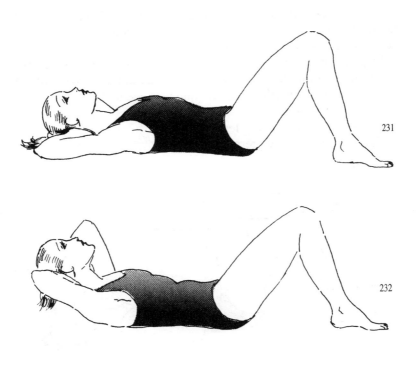

231

232

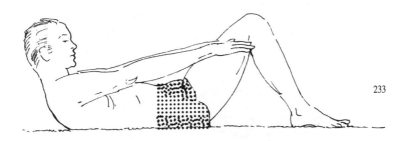

233

Tendida sobre la espalda, con una mano detrás de la nuca (no detrás de la cabeza), la pierna derecha flexionada y la rodilla de la pierna izquierda hacia el pecho.

Inspire por la nariz. A continuación, al espirar por la boca empuje la rodilla izquierda contra la oposición de la mano izquierda. No fuerce, debe tener la impresión de que no hace nada.

Relaje al inspirar.

Cinco veces, ritmo muy lento.

Cambie de brazos y piernas (234).

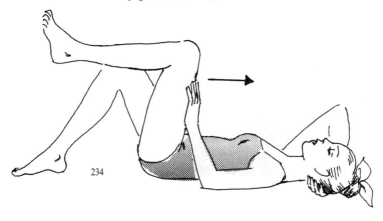

Mismo ejercicio con las rodillas sobre el pecho y las manos reposando sobre los muslos.

Cinco veces.

Ritmo muy lento (235).

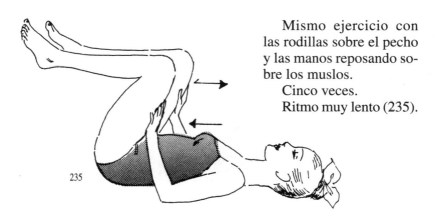

Evitar para las lumbares

Todos los movimientos que le arqueen de manera exagerada, sobre todo flexiones, extensiones y rotaciones forzadas.

Los mejores deportes

- crol,
- nadar de espaldas,
- nadar de costado,
- bicicleta,
- escalada.

Evitar

- todos los deportes violentos y los de combate,
- la braza,
- el yoga,
- el aeróbic y la gimnasia clásica,
- la danza moderna,
- el golf.

4. CÚRESE LA ESPALDA TRATÁNDOSE LOS PIES

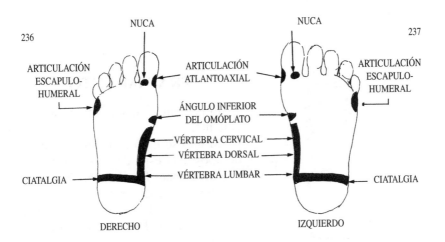

NUCA

NUCA

ARTICULACIÓN ESCAPULO-HUMERAL

ARTICULACIÓN ATLANTOAXIAL

ARTICULACIÓN ESCAPULO-HUMERAL

ÁNGULO INFERIOR DEL OMÓPLATO

VÉRTEBRA CERVICAL

VÉRTEBRA DORSAL

CIATALGIA

VÉRTEBRA LUMBAR

CIATALGIA

DERECHO

IZQUIERDO

El tratamiento mediante toques de digitopuntura actúa a distancia por reflejo sobre todas las zonas dolorosas, las dorsalgias, lumbalgias, ciáticas y cruralgias con las que no habían tenido éxito otros tratamientos, pero también sobre los dolores de cabeza y, globalmente, sobre todos los trastornos neurovegetativos (236-239).

Cuando yo era un joven diplomado trabajé dos años con Mme. Placet, kinesiterapeuta, especialista en el masaje de pies. Con ella aprendí que nuestros pies tienen puntos y zonas que corresponden a otras zonas de nuestro cuerpo –sobre todo de la columna vertebral– y que al tratarlos a veces se puede curar la espalda.

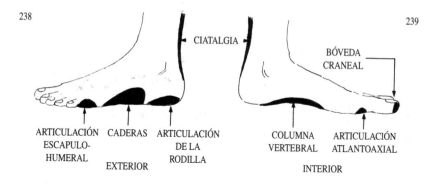

238

CIATALGIA

239

BÓVEDA
CRANEAL

ARTICULACIÓN   CADERAS   ARTICULACIÓN
ESCAPULO-   DE LA
HUMERAL   RODILLA
                  EXTERIOR

COLUMNA   ARTICULACIÓN
VERTEBRAL   ATLANTOAXIAL

INTERIOR

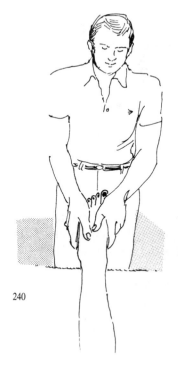

240

TRATAMIENTO

El paciente está tendido, relajado, caliente.

Si uno se trata a sí mismo, habrá de apoyar la espalda sobre la pared, con las piernas flexionadas. Es aconsejable, si fuese posible, tomar primero un baño de pies con agua tibia, a la que se añadirán dos puñados de sal marina.

1. El que practica el tratamiento moviliza una a una –únicamente con las manos, sin cremas– todas las articulaciones del pie utilizando las palmas, de los dedos y los pulgares (240). El tratamiento, que debe ser absolutamente indoloro, dura entre diez y quince minutos para los dos pies.

2. El que practica el tratamiento se empapa las manos de un aceite esencial relajante o un aceite de base de alcanfor, y practica, con los dedos índice y corazón, toques de digitopuntura, insistiendo en todos los puntos dolorosos (de diez a quince minutos). Estos toques pueden alternarse con maniobras de deslizamiento profundo sobre toda la bóveda plantar, insistiendo en las zonas reflejas.

N.B.: Nunca frotar ni friccionar. Todos los toques deben suministrarse con suavidad y un ritmo bastante lento. Algunos puntos situados sobre la planta del pie corresponden a diferentes zonas de localización de dolores vertebrales. Lo mismo vale para algunos puntos localizados en las caras interna y externa del pie.

Parte IV:

VIVIR CON LA ESPALDA CURADA

Creo que a lo largo del libro he mostrado cómo se puede curar la espalda a cambio de unos esfuerzos del todo soportables, casi siempre rápidamente, y sin tener que interrumpir las actividades cotidianas.

Así pues, si ha seguido mis consejos, a estas alturas ya estará curado. Ya no le duele nada, se mueve, corre, vuelve a estar normal y sólo le ronda una cosa por la cabeza: olvidar lo que ha vivido durante estos meses o años, en que el dolor se las hacía ver moradas. Eso será posible siempre que sepa cómo hacer que esa curación dure, igual que ha sabido cómo conquistarla.

Para que su espalda se porte y siga comportándose bien, es indispensable que usted marche bien, que todo su organismo haya encontrado su punto de equilibrio y que emocionalmente sepa evitar las grandes perturbaciones que podrían poner en peligro su fuerza vital.

Para ello deberá usted convertirse en su propio terapeuta, pues su salud y su bienestar, dependen de usted, no de los médicos. Una espalda se construye día tras día, viviendo de manera sencilla, normal, sin excesos, y aplicando algunas reglas de vida tan banales que nunca supondrán un obstáculo, ni siquiera una molestia, pero que no por ello dejan de ser condición fundamental de su futura salud.

Estas pocas reglas se apoyan en un principio, puede que el único que nunca haya que olvidar y que no obstante, por extraño que parezca, es transgredido por la mayoría de nosotros: nos debemos a nosotros mismos respeto y amor. Quiérase en lugar de odiarse, cuídese en lugar de maltratarse, aprenda los gestos que salvan, renuncie a las costumbres que destruyen, identifique a los enemigos de su espalda y, finalmente, pórtese bien.

1. CUIDE DE SU CUERPO Y DE SU ESPALDA

Alto al frío

Frío, humedad y corrientes de aire son enemigos implacables de la espalda y las articulaciones.

Séquese cuando esté mojado, no alterne el frío de fuera y el calor de dentro sin taparse y destaparse en consecuencia. Desconfíe de la rendija por la que entre aire que refresca, pero que también estresa los músculos, paralizándolos.

Siéntase a gusto en su ropa

La ropa demasiado ajustada, los tacones demasiado altos, los abrigos demasiados pesados... maltratan el cuerpo y perturban la estática vertebral. Siéntase a gusto con ropa cómoda y práctica.

Llevar tacones altos a diario modifica los apoyos, creando adaptaciones a todos los niveles de la espalda.

Llevar tacones altos favorece la artrosis de las rodillas, pues modifica y altera la función normal de la articulación. No lleve tacones de aguja mucho tiempo seguido.

2. LEVANTE BIEN LOS PESOS PARA PROTEGER LA ESPALDA

Mal

Para coger un objeto situado en alto no levante los brazos.

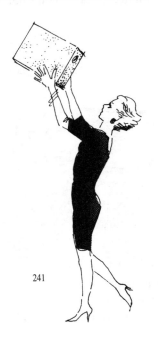

241

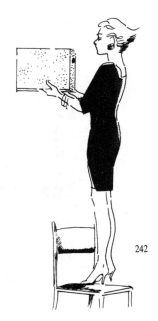

242

Bien

Súbase a una silla o a un taburete.

Mal

Las piernas están rígidas:
la espalda sufre.

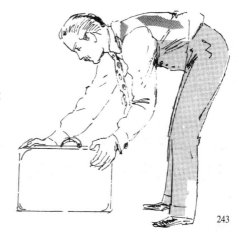

243

Bien

Para recoger un peso (maleta) o a un niño, flexione las piernas, apriete las nalgas, meta el vientre y mantenga la espalda derecha.

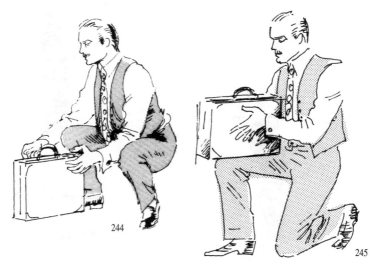

244

245

Llévese el objeto o el niño contra el pecho e incorpórese utilizando las piernas y la fuerza muscular de los muslos.

Lo mismo vale para empujar o tirar de un objeto (244-245).

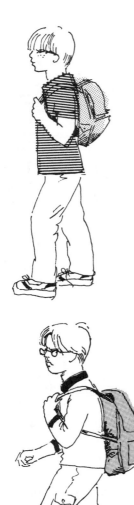

Bien
La mochila debe llevar un peso normal, ir alta y con correas anchas.

246

Bien
Llevar el bebé a la espalda en una bolsa "canguro" libera los brazos.

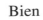

248

247

Mal
Mochila demasiado cargada con correas demasiado estrechas.

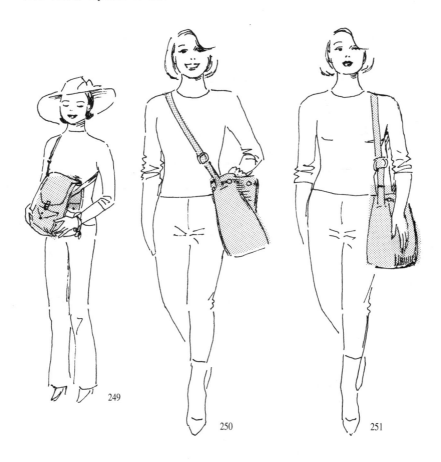

Bien

El bolso en bandolera o sobre el pecho protege la espalda.
Pero cuidado con los bolsos demasiado cargados (249-250).

Mal

El bolso cargado sobre un hombro desequilibra la estática vertebral (251).

3. RECTIFIQUE POSTURAS

Se suele padecer dolor de espalda no a causa de haber sufrido un golpe grave, sino porque se tiene la costumbre de estar mal de pie, de escribir inclinado sobre la hoja de papel, de trabajar en lugares mal adaptados, o inclinados sobre una encimera demasiado baja...

Estas posturas de las que raramente somos conscientes, a la larga provocan microtraumatismos cuya repetición crea lesiones sobre la columna vertebral –que siempre es la víctima– y que a veces son graves.

Sentado

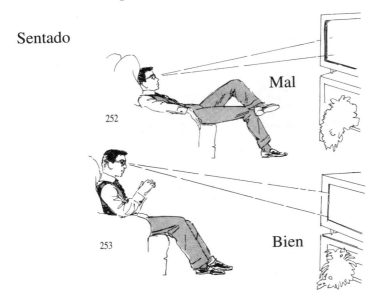

Mal

252

Bien

253

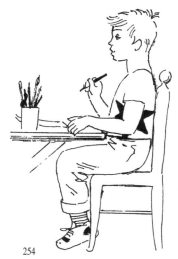

254

Bien

Para sentarse, empuje los riñones hacia el fondo del asiento, sentándose sobre ambas posaderas, con la espalda derecha y las plantas de los pies en contacto con el suelo (254-255).

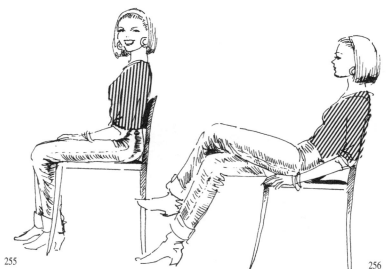

255

256

Mal

Una postura deformada (252) o curvada, con las piernas cruzadas (256).

Buenas posturas

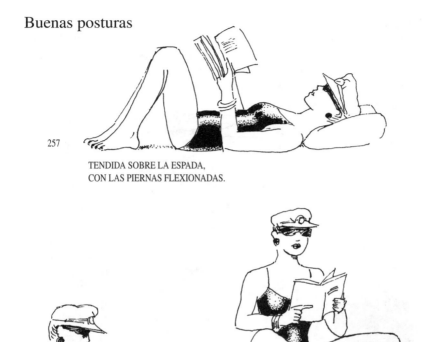

257

TENDIDA SOBRE LA ESPADA,
CON LAS PIERNAS FLEXIONADAS.

259

SENTADA EN EL SUELO, CON
LAS PIERNAS CRUZADAS

258

SENTADA CON LA
ESPALDA APOYADA.

En la playa o en el jardín, protéjase la espalda para leer. Evite tenderse sobre el vientre.

Prefiera las posturas que respetan la espalda.

De pie

Si debe permanecer de pie durante mucho rato, rectifique la postura de la espalda metiendo el vientre. Hunda las manos en el vientre, bajo el ombligo (261).

Puede apoyarse sobre un bastón o paraguas para descansar la espalda (260).

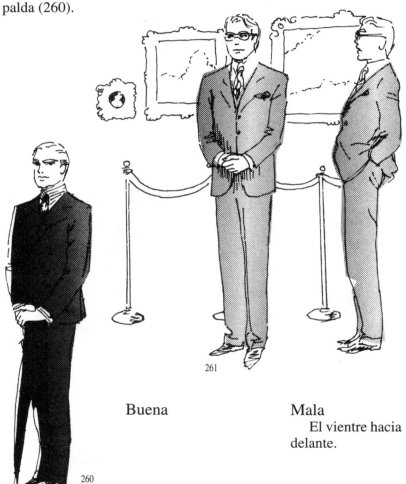

Buena

261

Mala
El vientre hacia delante.

260

294

Buena

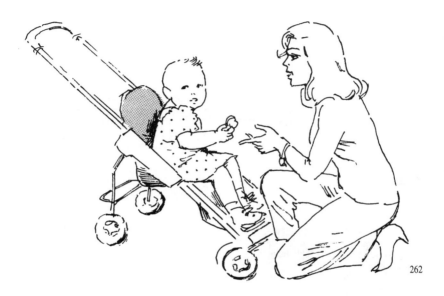

262

Agachado (a)

Esta mamá coloca una rodilla en el suelo para mantenerse a la altura de su hija. Se protege la espalda.

Tendido (a)

Para poder conciliar un sueño reparador, generador de relajación física y psicológica, utilice una cama firme pero que no sea demasiado dura. Un colchón demasiado blando no sostiene de manera adecuada al cuerpo y sus curvaturas naturales. Para reafirmar la cama, coloque una tabla de madera bajo el colchón. Pero cuidado, porque un colchón demasiado duro hará que se despierte con dolores y agujetas.

La postura de costado, con las piernas ligeramente flexionadas, o la acostada de espaldas son las adecuadas. La almohada, delgada, adopta la forma del cuello y respeta la curvatura natural de la región cervical.

Bien

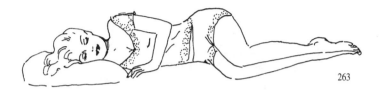

263

Mal

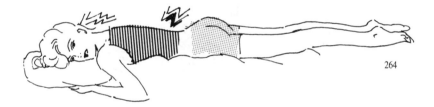

264

Dormir sobre el vientre acentúa el arqueo lumbar (264).
Dormir con una almohada voluminosa acentúa la curvatura del cuello en hiperextensión.

4. PROTÉJASE LA ESPALDA EN EL HOGAR

La espalda de las mujeres y los hombres que realizan tareas domésticas suele estar sometida a muchos esfuerzos. Las máquinas han aligerado considerablemente el trabajo (fregar la vajilla, lavar la ropa, encerar el suelo, etc.). Sin embargo, aquellas personas que sufren de la espalda son cada vez más jóvenes y numerosas. Y no obstante, ocuparse de las cosas de casa y reeducar la espalda es algo posible.

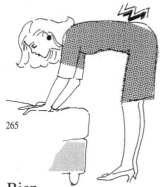

265

Mal
Al inclinarse con las piernas estiradas esta persona se arriesga a bloquearse la espalda (lumbago) al incorporarse (265).

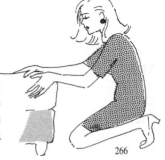

266

Bien
La espalda derecha, una rodilla o las dos apoyadas en el suelo... así es como se protege la espalda. Para incorporarse se apoyará sobre la cama o sobre la pierna flexionada (266).

297

En cada situación –ayudándose con croquis– se puede aprender a utilizar y colocar bien la espalda.

- Utilice brazos y piernas de manera eficaz a fin de evitarle esfuerzos a la espalda.
- Tómese su tiempo. La espalda sufre cuando se quiere ir demasiado deprisa.

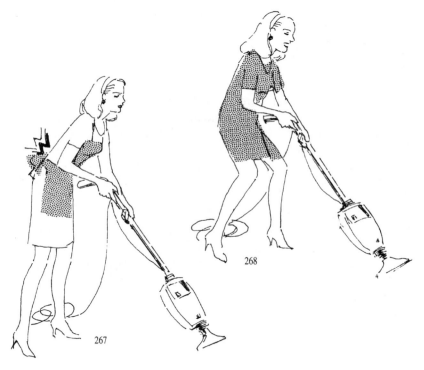

268

267

Mal
Las piernas están rígidas, la espalda sufre.

Bien
La pierna delantera está flexionada, la espalda está derecha y protegida.

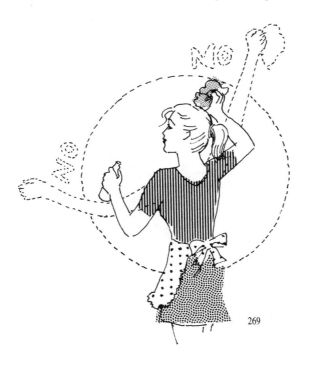

269

Bien

Para limpiar cristales, hacer trabajos de pintura, etc., trabaje sobre una superficie de un metro cuadrado como máximo (en el círculo que aparece en la ilustración) frente a usted, y luego puede desplazarse a la siguiente superficie. Respete su ritmo y alterne los movimientos y el sentido de las rotaciones. Todos los grupos musculares están funcionando, y por ello deberá evitar cualquier movimiento forzado de la espalda, curvaturas o arqueamientos, estiramientos de los brazos y posturas peligrosas en equilibrio.

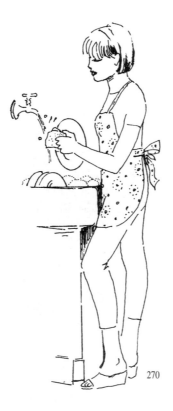

270

Bien

Ante un fregadero o una encimera, alíviese la espalda separando ligeramente los pies y apoyando la rodilla o el muslo contra el soporte del mueble. Evite las posturas curvadas regulando, si es posible, la altura de la mesa de planchar o subiéndose a un taburete estable.

5. PROTÉJASE LA ESPALDA EN LA OFICINA

En la oficina, el principal peligro es permanecer demasiado tiempo en la misma postura.

Muévase, desentumezca las piernas, camine, haga gimnasia en la oficina para mejorar su circulación sanguínea, relaje y fortalezca los músculos y flexibilice las articulaciones. Realice pausas regulares.

La postura sentada perfecta no existe, todo depende de la propia morfología, de la musculatura y de la postura de trabajo.

Cuando conteste al teléfono evite inclinar la cabeza y colocarse el auricular en el hueco del hombro. Si lo hace tiene asegurada una buena neuralgia (271).

Mal

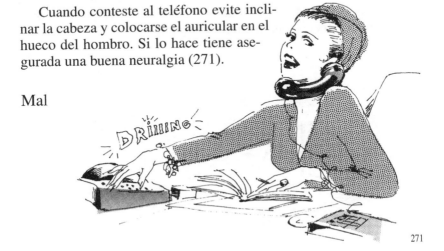

271

Evite los asientos demasiado duros y las sillas giratorias, que por su movimiento de rotación "cizallan" la espalda.

Si puede, regule la altura y la inclinación del asiento. Lo ideal es mantener la espalda derecha evitando las posturas demasiado inclinadas hacia atrás o echadas hacia delante.

Nunca cruce las piernas, manténgalas en paralelo, con los pies apoyados en el suelo. Puede utilizar listines telefónicos para elevarlos.

Sitúe la pantalla del ordenador a la altura de los ojos para garantizar una buena postura de la nuca y un ángulo de visión adecuado.

Cuidado con los teclados demasiado duros. Pueden provocar calambres en dedos y brazos, y dolores de nuca. Las primeras tensiones aparecen en el cuello y en la parte superior de la espalda.

Practique algunos ejercicios de mi gimnasia para la oficina a cada hora, masajéese la nuca y respire.

Gimnasia para la oficina

Sentada en el despacho frente al teclado de su ordenador, extienda los brazos por delante. Mientras inspira y espira realice cinco rotaciones de las muñecas en un sentido y luego cinco más en el otro.

A continuación mueva las manos libremente, sacudiéndolas como si fuesen marionetas, durante treinta segundos.

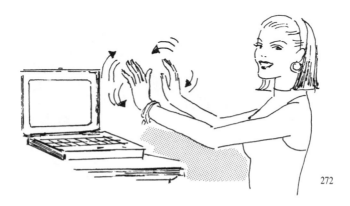

272

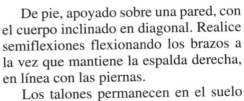

De pie, apoyado sobre una pared, con el cuerpo inclinado en diagonal. Realice semiflexiones flexionando los brazos a la vez que mantiene la espalda derecha, en línea con las piernas.

Los talones permanecen en el suelo para flexibilizar los músculos posteriores de muslos y piernas.

Diez series de diez.

273

Durante la jornada de trabajo, y siempre que sea posible, quítese los zapatos. Al inspirar póngase de puntillas, y al espirar manténgase en equilibrio sobre los talones, con la punta de los pies señalando hacia el cuerpo.

Diez veces.

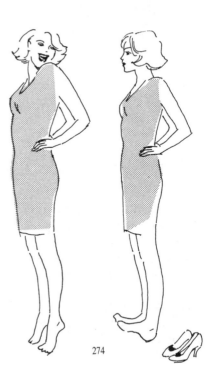

274

Sentada, con la espalda derecha, los brazos estirados y las manos agarrándose con firmeza al asiento, inspire abriendo el pecho y estire la punta de los pies hacia usted.

Espire mientras apunta con los pies hacia el suelo.

Diez veces.

A continuación, al inspirar y espirar, mantenga la primera postura, luego descanse durante diez segundos.

A continuación, al inspirar y espirar, realice rotaciones de tobillos en un sentido y luego en el otro, durante diez segundos.

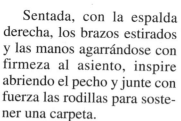

275

Sentada, con la espalda derecha, los brazos estirados y las manos agarrándose con firmeza al asiento, inspire abriendo el pecho y junte con fuerza las rodillas para sostener una carpeta.

Espire y levante las rodillas hacia el pecho.

Diez veces (276).

276

304

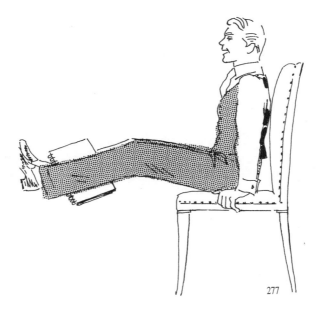

Sentado, con la espalda derecha, los brazos estirados y las manos agarrándose con fuerza al asiento, inspire abriendo el pecho, junte con fuerza las piernas y levante las rodillas hacia el pecho.

Diez veces (277).

6. PROTÉJASE LA ESPALDA EN EL COCHE

Los trayectos largos sin paradas para relajarse, una mala postura sentada y un vehículo con una suspensión defectuosa son también razones que provocan dolor de espalda.

Sentado al volante, con las nalgas contra el fondo del asiento, regule cuidadosamente la posición de éste. Los brazos deben estar ligeramente flexionados, pero relajados. La inclinación del respaldo debe garantizar una postura derecha de la espalda, con el reposacabezas en línea. La espalda debe permanecer en contacto con el respaldo del asiento. Un vehículo con buenos amortiguadores le ahorra a la espalda posibles microtraumatismos. Evite los movimientos de torsión del cuerpo para coger cualquier cosa del asiento trasero, una maleta o al realizar una maniobra.

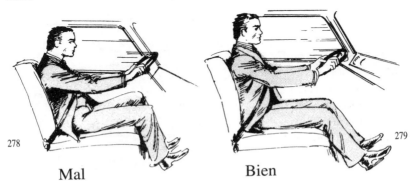

278   279

Mal   Bien

Cuidado con las corrientes de aire. Un cristal entreabierto y un techo deslizante pueden desencadenar dolores cervicales y tortícolis.

Para entrar y salir del vehículo apóyese bien y evite toda torsión brutal del cuerpo.

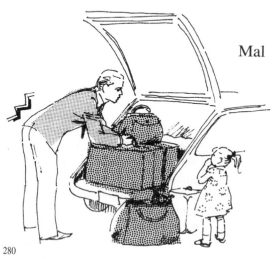

Mal

280

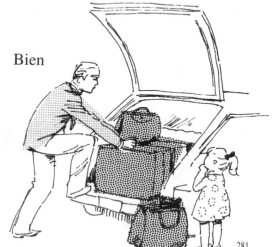

Bien

Para sacar el equipaje del portamaletas apoye una pierna flexionada en la parte de atrás del vehículo. Apoye la maleta en la rodilla y luego deposítela en el suelo.

281

7. PROTÉJASE LA ESPALDA EN EL JARDÍN

En el jardín o en la huerta trate de organizar su jornada y diseñe un plan de trabajo zona a zona para poder alternar diversas actividades (poda, escarda, abono etc.).

- Evite mantener la misma postura durante mucho tiempo o los gestos repetitivos, como podar con tijeras, que puede provocar tendinitis.
- Alterne los gestos para descansar músculos y articulaciones.
- Realice pausas frecuentes y regulares todas las horas para recuperarse y beber (incluso en invierno).
- Si nota un dolor no se fuerce, cambie de postura y modifique sus gestos y manera de trabajar siguiendo mis consejos.
- Protéjase las manos con unos guantes, sobre todo en invierno.
- No fume. El tabaco retrasa la vascularización de las extremidades del cuerpo y favorece el enfriamiento de pies y manos.

Nunca lleve botas de goma durante todo el día. Es fatal para la circulación sanguínea de las piernas, además de que impiden ventilar los pies. Los zuecos son la mejor alternativa.

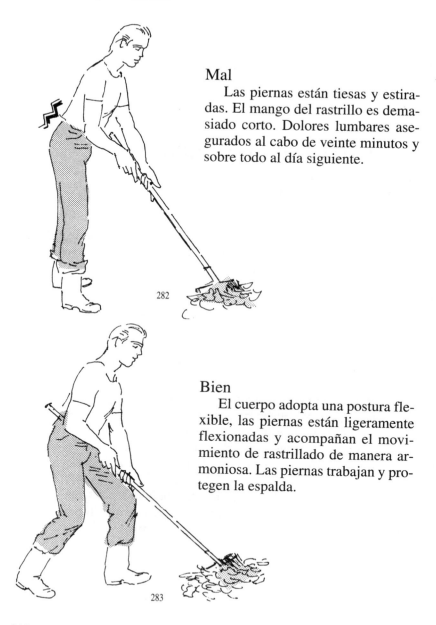

Mal

Las piernas están tiesas y estiradas. El mango del rastrillo es demasiado corto. Dolores lumbares asegurados al cabo de veinte minutos y sobre todo al día siguiente.

282

Bien

El cuerpo adopta una postura flexible, las piernas están ligeramente flexionadas y acompañan el movimiento de rastrillado de manera armoniosa. Las piernas trabajan y protegen la espalda.

283

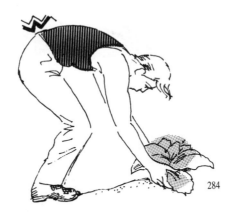

284

Mal

El jardinero fuerza la espalda al curvarla con las piernas estiradas. Trabaja en extensión forzada y mantenida. Resultados: lumbago y ciática.

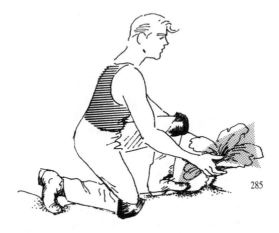

285

Bien

Descansar la rodilla en el suelo permite que el jardinero se proteja la espalda.

Llevar rodilleras le protege de la humedad del suelo y cuida de los meniscos. También existen cojines de jardín. Para incorporarse, el jardinero apoyará las manos en los muslos.

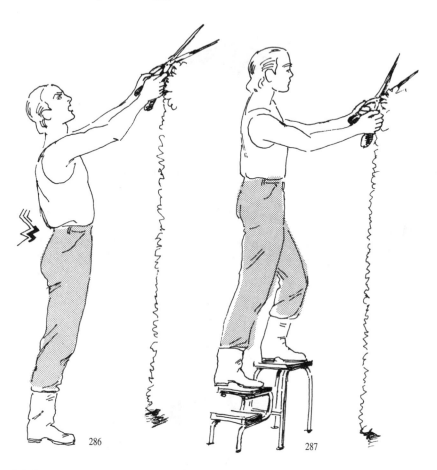

286 287

Mal

Mantener largo tiempo esta postura, con los brazos en el aire, provocará rápidamente calambres en hombros y brazos, así como dolores dorsales y lumbares (286).

Bien

El jardinero corta a la altura del pecho. Utiliza un taburete o una escalera, y se desplaza a medida que avanza en su tarea (287).

8. PROTÉJASE LA ESPALDA HACIENDO DEPORTE

HAGA EJERCICIO

Es indispensable mantener el cuerpo en forma mediante ejercicios físicos, lo cual no implica que deba practicarse cualquier deporte o gimnasia, sino al contrario.

Elimine toda actividad violenta o intensa, y si realiza un esfuerzo importante, deténgase regularmente para descansar.

Practique siguiendo su propio ritmo, sin forzar, pero de manera regular, algunos ejercicios de mi gimnasia de la imaginación (ver pág. 161), como por ejemplo en su casa, de cinco a diez minutos por la mañana y por la noche.

Carreras a pie

El *jogging* requiere la adopción de ciertas precauciones:

- Elija cuidadosamente el calzado, que deberá ser –si es posible– de suelas absorbentes, con cámaras de aire.
- Pose primero el talón y luego baje el pie hasta la punta.
- Corra sobre terreno suave, en un entorno ventilado. El asfalto es responsable de microtraumatismos en las articulaciones (tobillos, rodillas, caderas y espalda).

- No corra demasiado abrigado; la ropa pesada presiona las regiones cervical y dorsal.
- Mantenga flexibles los hombros y los brazos.
- No olvide nunca el precalentamiento, ni realizar los movimientos de flexibilización al final.
- Hidrátese.

Si es sensible al dolor de espalda (región lumbar) o si padece exceso de peso estará poniendo en peligro sus articulaciones. Decídase por el andar.

Natación

Es el deporte de la espalda por excelencia: el cuerpo trabaja en ingravidez, las articulaciones se despejan con facilidad, liberando los discos intervertebrales. Este deporte cuenta con virtudes preventivas y curativas, y reequilibra cuerpo y espíritu a la vez. Todos los estilos natatorios son buenos, aunque en caso de cervicalgia y lumbalgia habrá que evitar la braza y las zambullidas.

En todos los casos deberá evitar el agua demasiado fría. Séquese con energía tras el baño. No salga a la calle con el pelo mojado.

La braza acentúa la curvatura de los riñones y la nuca. Si sólo sabe nadar en braza, realice pausas para masajearse la nuca y la zona baja de la espalda mientras está de pie o sentado en la piscina (ver pág. 151).

Mal

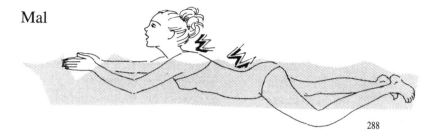

288

Bicicleta

La bicicleta es excelente para curar las lumbalgias: la parte inferior de la columna vertebral reposa sobre el sillín y el trabajo sincronizado de las piernas en semiflexión reequilibra armoniosamente la estática de las articulaciones sacroilíacas y de las vértebras. La bicicleta proporciona soltura a las articulaciones y musculación a las piernas, garantizando así una espalda en buena forma.

La bicleta debe adaptarse a la morfología de su usuario. Pida consejo al vendedor. El cuadro debe estar en función de la longitud de las piernas. También ha de regular la altura del sillín y su inclinación, así como la altura del manillar (cuanto más bajo esté, más encorvada estará su posición sobre la bicicleta).

Hay que evitar dos errores: pedalear con las piernas completamente extendidas y levantar demasiado la nuca (su hiperextensión provoca dolores cervicales).

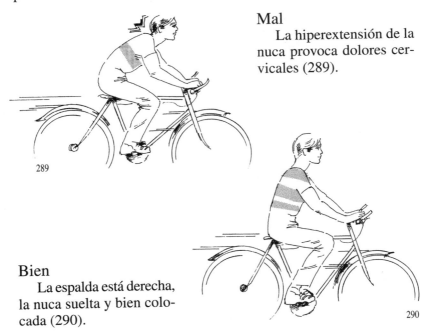

Mal
La hiperextensión de la nuca provoca dolores cervicales (289).

289

Bien
La espalda está derecha, la nuca suelta y bien colocada (290).

290

Golf

El golf, contrariamente a su reputación, es un aliado de la espalda. Andar varias horas por un campo de golf mantiene la flexibilidad de las articulaciones y relaja todo el organismo.

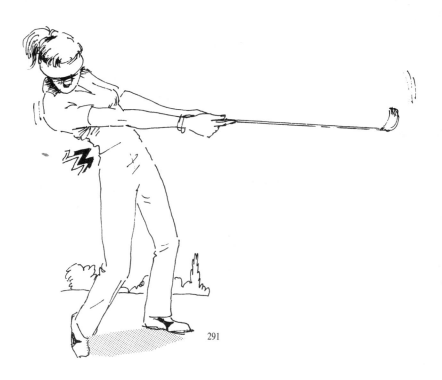

291

Mal

En caso de dolores dorsales o lumbares evite los movimientos forzados, crispados o demasiado arqueados (291).

- Evite una práctica demasiado prolongada si nota un gesto crispado o un bloqueo.
- Durante el recorrido practique de vez en cuando –sin pelota– *swings* opuestos.
- Practique mi método de respiración al andar.
- No olvide hidratarse continuamente.
- Realice un precalentamiento (ver «Método de la imaginación»).

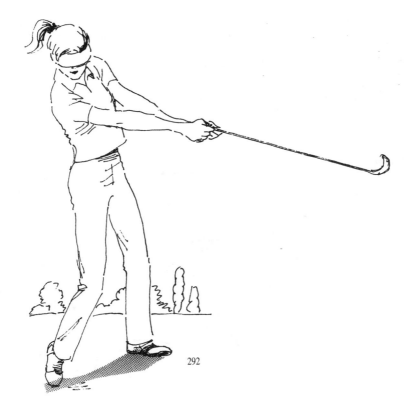

292

Bien

El *swing* bien ejecutado no representa riesgo alguno para la columna vertebral (292).

Equitación

La equitación bien practicada es una disciplina excelente para flexibilizar y desarrollar la musculatura de la espalda.

Pero:
- Practique con regularidad algunos movimientos de flexibilización.
- Practique el trote o el galope levantándose un poco de la silla para tonificar y desarrollar la musculatura de piernas y muslos, y para proteger la espalda.
- Mantenga la espalda derecha y los hombros sueltos para reequilibrar la estática vertebral.
- Adapte la pelvis al movimiento de balanceo del caballo (293).

Bien

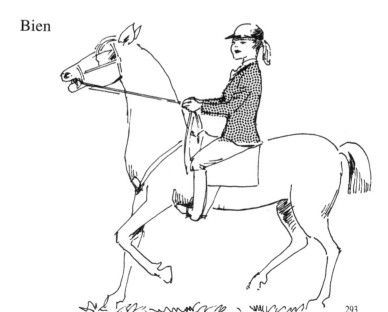

293

— Evite subirse a un caballo que lleva la cabeza caída.
— Evite trotar sentado, pues comprime los discos intervertebrales.

Mal

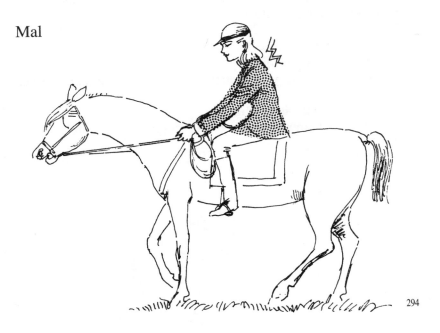

294

La espalda de la amazona está redondeada y sus brazos estirados (294).

Windsurf

Los dolores de espalda (lumbalgia) suelen ser frecuentes entre los principiantes, que mantienen las piernas tiesas, que suelen caerse y que se agotan de tanto levantar la vela.

- Flexione las piernas para obtener la máxima ayuda de los músculos de los muslos.
- Meta el vientre y mantenga la espalda todo lo derecha que pueda.
- Lleve calzado antideslizante.
- Utilice un arnés para reducir los riesgos de lumbalgia.

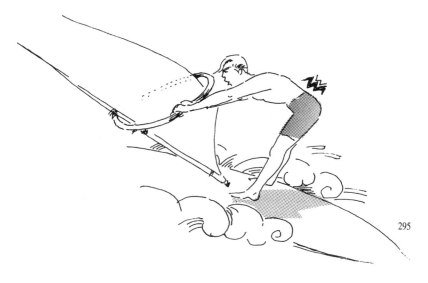

295

Mal

La postura curvada y las piernas tiesas suelen traducirse en dolores de espalda (295).

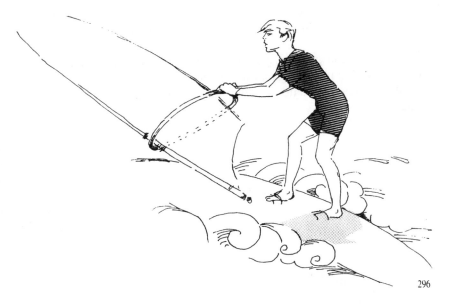

296

Bien

El practicante de *windsurf* flexiona las piernas y protege su espalda (296).

Tenis

El tenis puede practicarse a todas las edades, pero representa un riesgo para la espalda si no se observan algunas precauciones básicas:

- Calentar de cinco a diez minutos antes de cada partido (ver método de la imaginación, pág. 161).
- Recoger las pelotas flexionando las piernas (ilustración 291).
- No ejecutar el servicio con los riñones demasiado arqueados (ilustración 292).
- Detener la práctica a la primera señal de fatiga o dolor.

- Realizar algunos movimientos de flexibilidad tras cada partido.
- Aprovechar las pausas para hidratarse y tal vez comer algo.

Como norma general, juegue con una raqueta ligera y agárrela del mango. No trate de ganar a toda costa.

Intente llevar calzado de suelas gruesas, de tenis, que amortiguan mucho.

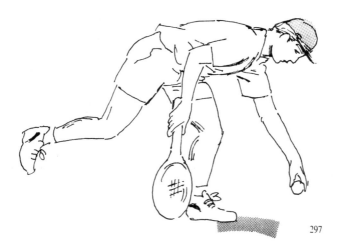

297

Bien

Flexione las piernas para recoger la pelota (297).

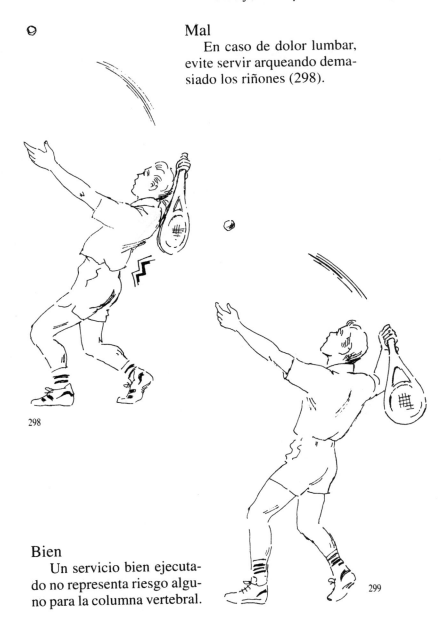

Mal

En caso de dolor lumbar, evite servir arqueando demasiado los riñones (298).

298

Bien

Un servicio bien ejecutado no representa riesgo alguno para la columna vertebral.

299

9. PROTÉJASE LA ESPALDA DURANTE EL EMBARAZO

La mujer embarazada suele estar sujeta a dolores de espalda. Si practica cotidianamente –mañana y noche, durante diez minutos– dos o tres ejercicios de su elección, sin forzar, y respirando con suavidad y amplitud, sentirá un beneficio inmediato. También puede sentarse en cualquier momento de la jornada y masajearse los riñones (sin friccionar) con la yema de los dedos mediante toques de presión y vibración (ver pág. 155).

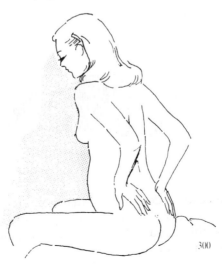

300

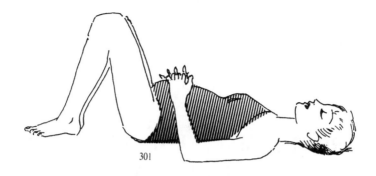

301

Tendida cómodamente sobre la espalda, con las piernas flexionadas, coloque las manos sobre el vientre, con los dedos entrelazados.

Inspire con suavidad por la nariz, espire hinchando el vientre, realizando una ligera oposición con las manos.

Cinco veces. Ritmo muy lento.

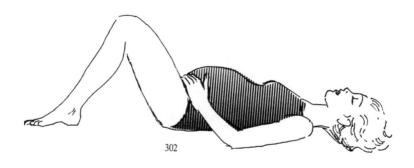

302

En la misma postura, descanse las manos sobre el vientre. Inspire despacio por la nariz durante cinco segundos. Espire despacio con la boca entreabierta durante cinco o siete segundos.

Cinco veces. Ritmo muy lento.

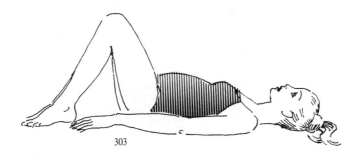

Tendida sobre la espalda, con las piernas flexionadas y la espalda plana sobre una alfombra o manta, inspire y, al espirar, apriete las nalgas, hundiendo la espalda en el suelo y levantando la pelvis hacia el pecho.

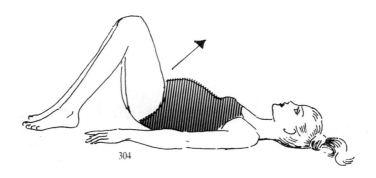

Relájase durante la inspiración.
Cinco veces. Ritmo muy lento.

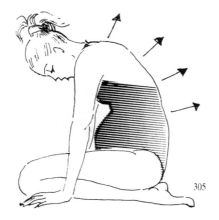

Postura inicial: de rodillas, sentada sobre los talones, con la espalda derecha e inclinada 45°, el pecho suelto, los brazos estirados y las palmas de las manos apoyadas en el suelo.

Inspire, y al espirar curve la cabeza y la espalda, llevando el mentón hacia el esternón y haciendo fuerza con las manos en el suelo y con la espalda hacia atrás.

Relájase.

Diez veces. Ritmo lento.

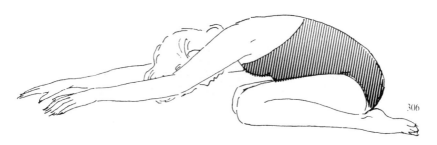

Postura inicial: de rodillas, sentada sobre los talones.

Inspire deslizando la mano derecha sobre el suelo; regrese a la postura inicial al inspirar. Repita la operación con la mano derecha.

Cinco veces de cada lado. Ritmo muy lento.

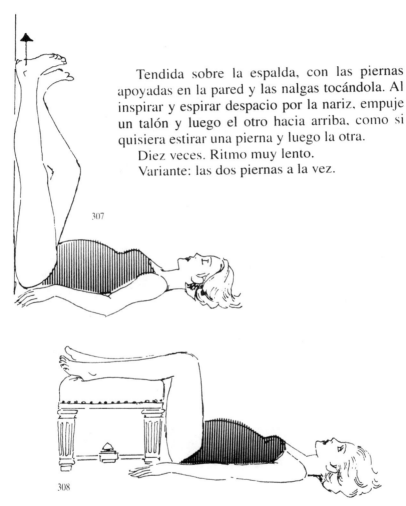

Tendida sobre la espalda, con las piernas apoyadas en la pared y las nalgas tocándola. Al inspirar y espirar despacio por la nariz, empuje un talón y luego el otro hacia arriba, como si quisiera estirar una pierna y luego la otra.

Diez veces. Ritmo muy lento.

Variante: las dos piernas a la vez.

307

308

Tendida sobre la espalda encima de una alfombra o manta gruesa, con las piernas flexionadas sobre un asiento.

Inspire y espire despacio.

Permanezca en postura de relajación, una vez cada hora durante tres minutos.

10. LA ESPALDA TAMBIÉN SE CURA EN LA MESA

Vigile su peso

La obesidad es un factor importante en las lesiones vertebrales, pues impone un esfuerzo excesivo y permanente a la columna vertebral.

Aliméntese de manera equilibrada

Por otras razones, los trastornos neurovegetativos, que nos obligan a echar el vientre hacia delante, provocan numerosas patologías dorsales y lumbares.

El único medio de evitar kilos de más y todo desarreglo del sistema neurovegetativo es contar con una alimentación sana y equilibrada, comer con calma y sin adoptar ningún régimen apremiante, teniendo la inteligencia de saber compensar sin tener miedo a cometer algún exceso.

También es conveniente variar la alimentación para evitar toda carencia de vitaminas, sales minerales y oligoelementos, un factor que incide en la artrosis y la osteoporosis.

CÓMO CORREGIR EL COMPORTAMIENTO EN LA MESA	
HACER	NO HACER

• Elegir un desayuno salado
  – proteínas: huevos o jamón
  – lácteos: leche semidescremada, queso de pasta dura, yogur (ricos en calcio).
  – pan integral o de cereales
  – mantequilla fresca
  – hierbas aromáticas
  – infusión a base de achicoria o té verde
	• Fumar en ayunas (la nicotina destruye la vitamina C)
	• Beber en ayunas:
	  – zumo de frutas
	  – café solo
	• Saltarse el desayuno
	• Tomar un desayuno demasiado dulce: panadería vienesa, mermelada, etc., y lácteos con azúcar, mermelada, colorantes, etc.
	• Comer pan blanco o pan de miga

• Comer con un horario regular • Comer de forma equilibrada y variada • Comer despacio, sentado y tranquilo	• Saltarse la comida o la cena • Comer de manera desequilibrada: demasiado azúcar, demasiadas grasas, demasiado • Comer insuficientemente • Comer deprisa o de pie, entre el ruido y el humo
• Comer fruta fresca y hortalizas de temporada • Comer alimentos crudos en mitad o al final de la comida • Variar las proteínas: carne, pollo, pescado, marisco, etc. • Elegir un postre a base de fruta fresca, yogur o de repostería casera con chocolate amargo	• Beber grandes cantidades de zumo de frutas u hortalizas • Privarse de frutas y hortalizas • Comer alimentos crudos en ayunas o en exceso • Comer demasiada carne, caza o charcutería • Privarse del postre • Elegir postres muy abundantes, muy dulces, con nata, etc.

HACER	NO HACER
• Beber uno o dos vasos de vino durante las comidas • Cambiar de marca de agua mineral • Hidratarse regularmente • Beber a tragos cortos • Tomar café o té después de la comida • Elegir un restaurante ventilado • Sentarse bien derecho en un asiento cómodo • Proteger la espalda de las corrientes de aire incómodas • Vigilar el peso	• Beber vino en ayunas o más de dos vasos por comida • Mezclar alcoholes, aperitivos y digestivos • Beber refrescos carbonatados, gaseosa, etc. • Beber siempre la misma marca de agua • No beber bastante • Beber más de dos o tres cafés al día • Comer en una habitación sobrecalentada: riesgo de transpirar y enfriamiento (espalda helada) • Comer echado sobre la mesa o en postura incómoda • Sentarse dando la espalda a una ventana o bajo un aparato de aire acondicionado • Permanecer sentado más de una hora • Seguir regímenes desequilibrados • Perder y recuperar peso (efecto yoyó)

11. ARMONICE SU VIDA PARA CURARSE LA ESPALDA

Respete sus ritmos vitales

Se suele tener tendencia, en la vida cotidiana, a sobrepasar las propias fuerzas. El conjunto de trastornos provocados por hábitos traumatizantes a largo plazo acaba creando lesiones difíciles de curar.

El agotamiento, la falta de sueño, el abuso de excitantes, una vida demasiado sedentaria o, al contrario, la agitación permanente, los fines de semana maratonianos consagrados al *jogging* o la jardinería son algunos ejemplos de una mala higiene de vida que se acaba pagando tarde o temprano.

Rara vez se da cuenta uno cuando todavía está a tiempo. Los trastornos que hasta entonces resultaban soportables, se transforman en enfermedades orgánicas a veces irreversibles cuando se alcanzan los cuarenta o cuarenta y cinco años de edad.

Encuéntrese bien en su cabeza

Cada día constato que son muchas las personas cada vez más jóvenes que sufren de un "mal de vivir" que crea de manera insidiosa dolores de espalda, que a su vez y a la larga, se convierten en dolencias crónicas. Si se realizan exámenes clínicos (radiografías, escáner, resonancia magnética) y no aparece nada detectado, el médico cree estar en presencia de un caso psicosomático. Y no obstante los dolores sin lesión orgánica son bien reales. Para mí son la expresión de este mal de vivir. A pesar de los espectaculares progresos de la medicina, de los centros contra el dolor, las "escuelas de la espalda", los cursos abiertos al público en hospitales, los clubs cada vez más numerosos de "recuperación de la forma", etc., y a pesar de la amplitud de los estudios paramédicos, el dolor de espalda escapa a las técnicas clásicas de tratamiento.

En este principio de milenio, y si se quiere combatir victoriosamente el dolor de espalda, resulta urgente tratar al mismo tiempo los planos físico y psíquico. Al recuperar la armonía entre el cuerpo y el espíritu podrá decir *Adiós al dolor de espalda*.

Si sólo pudiera darle un consejo, sería el siguiente: quiérase a usted mismo, apréciese, relativice sus preocupaciones si no puede evitarlas. Su salud psíquica es el reflejo de la salud de su estado anímico.

VIVIR CON UNA ESPALDA CURADA

Ejercicios a realizar no importa cuándo ni dónde. Todos estos movimientos deben ejecutarse a ritmo muy lento.

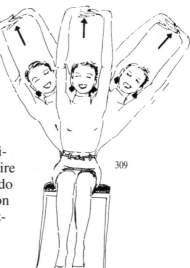

Sentada, con la espalda derecha, entrelace los dedos y eleve los brazos estirados por encima de la cabeza. Inspire imaginando que está empujando una carga hacia arriba con las palmas de las manos. Espire soltando el estiramiento y flexionando los brazos. Repita este ejercicio con estiramientos laterales, a derecha e izquierda.

Diez veces arriba y diez veces a cada lado (309).

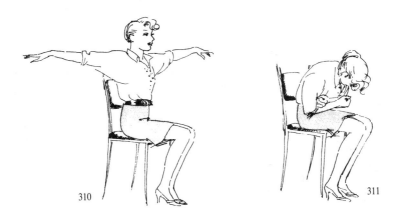

Sentada, con la espalda derecha, inspire al situar los brazos en línea horizontal, creciendo todo lo posible. Espire y doble la espalda, cruzando los brazos sobre el vientre, con los puños apretados, a fin de expulsar el aire al máximo. Diez veces (310-311).

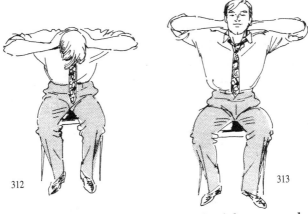

Sentado, con la espalda inclinada hacia delante, con los dedos entrelazados por detrás de la nuca, los codos separados. Inspire incorporando la espalda y haciendo resistencia con los brazos. Espire y recupere la postura inicial.

Diez veces (312-313).

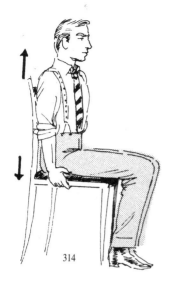

314

Sentado, con la espada derecha, los brazos estirados, y las manos agarradas al asiento a cada costado. Inspire estirando la espalda al máximo, con la nuca derecha, y "hundiendo" las posaderas en el asiento. Espire y relaje la tensión. Diez veces (314).

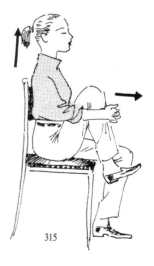

Sentada, con la espalda derecha y una pierna subida, a la que sujetan los brazos a la altura de la rodilla. Inspire subiendo la espalda todo lo posible y empuje la pierna derecha hacia delante, haciendo fuerza en sentido contrario con los brazos (esta fuerza debe ser igual a la contraria).

Espire relajando la contracción.

Cinco veces y cambio de pierna (315).

315

Sentada, con la espalda redondeada, los brazos apoyados sobre un escritorio o mesa. Inspire realizando un movimiento de reptación del brazo izquierdo hacia delante. Espire estirando el brazo derecho hacia delante. Los brazos deben permanecer siempre en contacto con la mesa.

Diez veces con cada brazo (316).

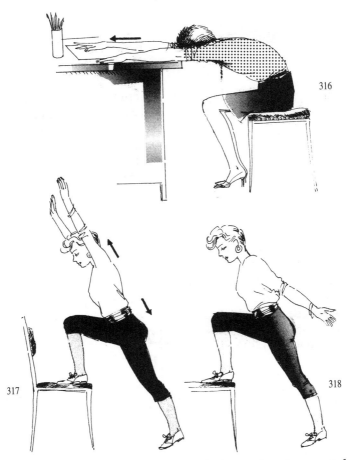

De pie, con una pierna estirada y el pie en el suelo, y con la otra flexionada, apoyando el pie sobre una silla; los brazos estirados hacia arriba.

Inspire estirándose al máximo; el pie izquierdo se "hunde" en el suelo; la pierna izquierda, la espalda y los brazos se inclinan adoptando el mismo plano. Espire bajando los brazos y descansándolos a los costados del cuerpo.

Cinco veces y cambio de pierna (317-318).

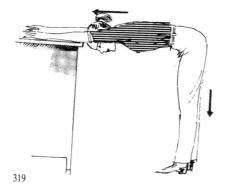

De pie, con las piernas estiradas y el busto flexionado en 90°, los brazos estirados y apoyados sobre un escritorio o mesa. Inspire "hundiendo" las piernas en el suelo y estirando la espalda todo lo posible. Los brazos, la nuca y la espalda están en el mismo plano. Espire soltando el estiramiento.

Diez veces (319).

319

Antes de colgarse de una barra o espaldera: haga algunos ejercicios de calentamiento.

Al principio, cuélguese manteniendo los pies en el suelo; después, flexionado las piernas, suba las rodillas hacia el pecho y realice algunas series de abdominales.

Inspire y espire despacio.
Diez veces (320-322).

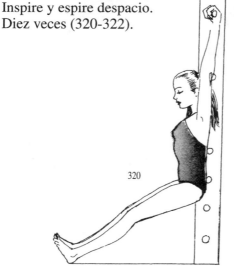
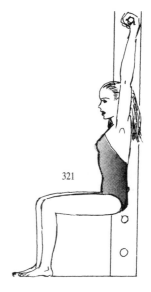

320

321

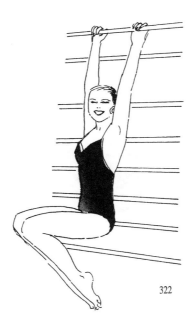

322